本书受辽宁石油化工大学资助

MEDICAL HYGIENE

基于健康公平的
医疗卫生资源配置研究

——以辽宁省为例

王 伶·著

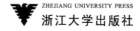

浙江大学出版社

目　　录

第1章 绪 论

人食五谷，孰能无病？疾病是危害人类健康最常见、最直接、最具杀伤力的灾祸之一。追求健康长寿是人的一项基本人权，也是人类社会生存和发展的基本要素。健康对个人而言不仅是参与一切社会活动的资本，而且也是人生追求的基本目标和期盼。国民健康水平和人均预期寿命，已被公认为是衡量一个国家或地区综合发展水平的重要指标。而且较高的国民健康水平和较长的人均预期寿命是反映国家和地区经济繁荣、富强、人民安康、社会和谐、进步的重要标志。

新中国成立以来我国医疗卫生保障事业经历了60余年的艰难跋涉，其间有成功也有困惑，更有希望和质变。20世纪80年代前，我国在经济发展水平相当低，财政能力相当脆弱，居民收入及医疗卫生基础设施相当薄弱的情况下，用占国内生产总值（GDP）3%左右的卫生投入大体满足了几乎所有社会成员与当时社会发展相一致的基本医疗卫生服务需求，国民健康水平迅速提高，被世界卫生组织（WHO）评价为发展中国家医疗卫生工作的典范。改革开放后，由于我们选择了市场经济的发展模式和路径，计划经济退出了历史的舞台，原有的在计划经济下派生的医疗卫生保障制度和模式相继退出和废止。

改革是一场深刻的革命，它不仅促进了我国经济领域突飞猛进的发展，而且也推动了社会领域里的医疗卫生保障层面发生前所未有的深刻变革，在"摸着石头过河"，探索和构建有中国特色的医疗卫生保障制度模式的渐进前行中，我们终于结束了迷茫、徘徊与困惑，找到了前进的方向。党的十七大理性地选择了"把改善和提高民生"作为继续保持国民经济持续发展、转变经济增长方式、创建和谐小康社会的必由之路。2009年4月出台的新医改方案，坚持科学发展观，从国情出发，借鉴和汲取了国内外的经验和教训，着眼于"人人享有基本医疗卫生服务"的目标，着眼于解决人民群众最关心、反应最强烈的"看病难、看病贵"的社会问题，首次把"基本医疗卫生制度作为公共产品向全民提供"，这一重大理念创新确定了医改的基本方向和阶段性奋斗目标。

国家从单纯强调经济增长向国民福利与国民经济同步推进;从依赖出口型的经济增长方式向内需驱动型经济增长模式转变;从解决低层次温饱向全面改善和提高民生福利转变;从不同群体和阶层利益分割向城乡居民共享普惠的时代转变,新时期、新转型、新起点是时代的特征。

近些年辽宁省经济快速发展,积淀了丰厚的经济基础,省委、省政府以国家"新一轮"医改为指导方针,积极谋划并把改善和提高民生作为全省创新发展、科学发展、和谐发展和跨越发展的工作重点和重要举措。尽管辽宁的医疗卫生基础条件较好,但由于长期受计划经济体制影响,在政策导向和利益目标驱动下,辽宁医疗卫生资源仍存在着结构布局不合理、城市医疗卫生资源过分集中、农村医疗卫生资源匮乏、城乡医疗卫生资源差距悬殊、区域内医疗卫生资源质量差异较大、优质医疗卫生资源大多集中在一类地区而二类地区相对较少的情况。这种卫生资源配置的差异导致了城乡、区域间居民获得健康的不公平,也直接影响了居民对医疗保障的满意度。为了确保辽宁居民"病有所医",解除其"因病致贫、因病返贫"的后顾之忧,为居民提供安全、有效、方便、价廉的医疗卫生服务,本书以健康公平为基点,深入剖析辽宁省医疗卫生资源配置的现状及其公平性,抓住影响和制约辽宁省医疗卫生资源配置公平的症结,优化辽宁医疗卫生资源配置,力求从现实与长远、理论与实际、公平与效率、经济发展与社会和谐相结合方面给出具有操作性的优化方案。

1.1　研究综述

1.1.1　国外关于医疗卫生资源配置的研究

2000 年,世界卫生组织在《世界卫生报告》中指出:从全球来看,医疗卫生资源配置的不公平、不合理是一个普遍存在的问题。健康作为全人类的共同指向,维护健康与实现健康公平已成为世界各国政府、人民及学界共同关注的焦点,人类的进步和发展使健康已不再是富国、富人的专属权,它已成为衡量一国或地区社会进步、文明程度和保障水平的综合指标。基于维护人的基本权利——健康公平权的需要,国内外在医疗卫生资源配置的研究上都取得了卓有成效的研究成果。

1.1.1.1　医疗卫生资源配置的目标——健康

1977 年,世界卫生组织向各国发出倡议:"各国政府应努力使公民享受健康。"这个呼吁和设想就是今天我们所熟知的"人人健康"理念。这个倡议随后在 1978 年的《阿拉木图宣言》中有所体现:"通过科学的技术和合理的方法,在国家和社会可负担得起的成本范围内,通过社会成员和家庭的广泛参与,实现人人健康的目标"。"人人健康"不是要成为一个模型或一项准则,而是作为一个国家卫生政策的激励框架。另一个倡议是 1979 年美国制定的"健康人"计划,其目标是"提高健康生命的质量和年数,消除健康差距"。这个计划由 350 名联盟国家会员,250 个健康状况研究、心理健康测试中心、滥用药物检测和环境机构及网络调查的社会大众共同参与,计划在 28 个领域内设定具体目标[1]。世界卫生组织欧洲区域在 1984 年通过了其"人人健康"战略,构建了一个由 65 项指标组成、链接到 38 个地区的监测体系,对未来各国卫生资源状况和居民的健康状况进行监测。1997 年,世界卫生组织在《世界健康报告》中指出:最不发达国家中没有一个达到了世界卫生组织的健康目标[2]。2003—2004 年,欧洲研究机构监测发现,虽然各成员国在"健康所有人"倡议的鼓舞下制定了本国的卫生目标,但在政策的制定和实际操作之间仍然有很大的差距[3]。2005 年,以色列提出了国家卫生资源配置的改革目标——"健康 2020",这个目标旨在构建社会可接受的未来居民健康框架。该框架由 19 名委员会的志愿者、数百名医疗卫生专业人士与政府共同制定,涉及三个重点领域:疾病的预防问题、儿童和老人的健康问题、环境与健康问题。其推行的效果通过成本效益方法进行分析[4]。

1.1.1.2　医疗卫生资源配置的公平性

医疗卫生资源配置的公平性直接关系到人们的健康公平。考察一国卫生资源配置的状况,并不是看这个国家付出多少货币去购买卫生资源,而是看其如何公平配

---

[1]　Healthy People 2010 [EB/OL](2010-06)[2020-06]. http://www. healthy people. gov/about/whatis.

[2]　WHO. The World Health Report 1998//Life in the 21st Century, A Vision for all [M]. Geneva, 1998.

[3]　WHO. The Health for All Policy FrameWork for the WHO European region, 2005 update [EB/OL] (2005-12-01)[2008-01-0]. http://www. euro. who. int/information sources/Publications/Cataogue/.

[4]　Rosenberg E, Lev B. Healthy Israel 2020: A Visionary National Health Targeting Initiative[J]. Public Health, 2008 (11): 1217-1225.

置决定人口健康状况的医疗卫生资源[①]。来自发达国家和发展中国家的数据表明,医疗卫生资源配置的不公平是导致健康不公平的主要原因。Mooney G[②] 和 Deeble J[③] 研究发现,澳大利亚非土著居民的医疗卫生总支出与土著居民的医疗卫生总支出相差不多,它们的比例是 1.22∶1,但土著居民的预期寿命比非土著居民的预期寿命短近 20 年,说明健康公平与医疗卫生资源配置公平密切相关。在南非,黑人与白人的健康水平相比,黑人的健康水平较差。对于这种结果 Mclntyre D 的研究表明,在 20 世纪末南非 60％的医疗卫生支出在私人部门,少数的白人从中受益,造成黑人健康水平较差的主要原因是医疗卫生资源配置的不公平性[④]。Castro-Leal F 等人在对马达加斯加的研究中发现,享有医疗卫生资源的不公平,造成了健康结果的不公平[⑤]。许多国家政策的制定者越来越关注本国的卫生资源配置的公平性,并努力纠正内部和区域之间的不平等现象。然而如何公平地配置卫生资源仍是一个亟待解决的世界性难题[⑥]。学者们从不同的角度对"公平"一词进行了阐释,但无论是何种阐释,公平永远是一个有价值的词语。公平的不同定义涉及的是对价值的判断[⑦]。通常公平被解释为"平等的人均开支""平等的人均收入""平等的需求机会""同等需要的平等使用权""平等的健康水平"[⑧]。对于公平的测量与界定很难,不同的公平定义蕴含了不同的公平测量方向。Culyer J、Van Doorslaer E、和 Wagstaff 等人认为医疗卫生中的"公平"指"平等的健康水平"[⑨][⑩],而 Le Grand J 批评"平等的健康水平"是不现实的,因为健康受许多因素影响,如遗传因素、生活

① Chinwe C, Obuaku-Igwe. Health Inequality in South Africa: a Systematic Review[J]. African Sociological Review,2015(2): 1-34.

② Mooney G. Vertical Equity in Health Care Resource Allocation[J]. Health Care Analysis, 2000(3): 203-215.

③ Deeble J. Expenditures on Health Services For Aboriginal and Torres Strait Islander People[D]. Canberra: Commonwealth Department of Health and Family Serbices,1998.

④ Mclntyre D. Health Financing[M]. London:Health Systems Publishers, 2000.

⑤ Castro-Leal F, Dayton J. Public Spending on Health Care in Africa:Do the Poor Benefit? [J]. The World Health Organization, 2000(1): 66.

⑥ Gwatkin D R. Health Inequalities and the Health of the Poor:What Do We Know? What Can We Do? [J]. The World Health Organization,2000(1):3.

⑦ Mooney G, Jan S, Wisenman V. Staking a Claim For Claims: a Case Study Of Resource AllocationIn Australian Aboriginal Health Care[J]. Social Science & Medicine,2002 (54): 1657-1667.

⑧ Mooney G, Economics. Medicine and Health Care[M]. 2nd Ed. Europe: Pernice Hall,1992.

⑨ Culyer J. Comment: Utilization As a Measure of Equity[J]. Health Economics,1992 (1): 93-98.

⑩ Grand J. Health and Health Care[J]. Social Justice Research,1978 (1): 3.

习惯等,这些因素都直接影响健康水平。Mossialos E[①]、Polikowski M[②] 等人认为"公平"指"同等需要的平等使用权",虽然使用权是一种多维概念并且很难度量,但目前多数国家将千人口医疗卫生资源的拥有量、平等的使用权作为医疗卫生资源配置是否公平的一个标准。

在医疗卫生资源配置公平的研究中,基尼系数和洛伦兹曲线应用得非常广泛,Halfon N[③]、Lionis C[④] 等人运用洛伦兹曲线和基尼系数分析了不同地区的医疗卫生资源配置的公平程度。除了洛伦兹曲线和基尼系数外,学者们也探寻新的研究方法来公平地配置医疗卫生资源,Jarman B[⑤] 用弱势面积指数法(UPA);Townsend P[⑥] 运用物质匮乏指数法;Carstairs V[⑦] 和 Moris R 运用苏格兰剥夺指数法;Augustine D A[⑧] 和 Mclntyre D[⑨] 等人运用剥夺指数法对南非的 Ashanti 和 Ghana 地区的医疗卫生资源配置公平性进行了分析,他们选取农村人口数量、女性人口数量、5 岁以下人口数量、老年人口数量(70 岁或 70 岁以上的人口)、残疾人比例、失业人口比例(只有一间卧室家庭比例)、无电人口比例(没有照明电的家庭的比例)、无水比例(无自来水使用权的家庭比例)、无厕所比例(无权使用任何类型的厕所设施的住户的比例)、泥巴房比例(墙外抹泥住宅的比例)和木材燃料(使用木材作为烹饪能量的主要来源的比例)为剥夺指数的构成变量,对医疗卫生资源配置的公平性进行研究。分析表明农村的卫生资源配置的不公平程度高于城市,偏远地区农村的不公平程度更加严重。

---

① Mossialos E. Equity of Access To Health Care: Outlining the Foundations for Action [J]. Epidemiology and Community Health,2004 (58): 688-658.

② Polikowski M. How Comprehensive are the Basic Packages of Health Services? [J]. Health Services Research and Policy, 2002 (3): 133-142.

③ Halfon N. Geographic Distribution of Pediatricians in the United States: an Analysis of the Fifty States and Washington, DC [J]. Pediatrics,1997 (100): 172-179.

④ Lionis C, Trell E. Measuring Health Inequalities in Albania: a Focus on the Distribution of General Practitioners [J]. Human Resources for Health, 2006 (4): 5.

⑤ Jarman B. Identification of Underprivileged Areas[J]. British Medical,1983 (286): 1705-1709.

⑥ Townsend P. Deprivation[J]. Social Policy,1987 (16): 125-146.

⑦ Carstairs V, Moris R. Deprivation: Explaining Differences in Mortality Between Scotland and England[J]. British Medical,1989 (299): 886-889.

⑧ Augustine D A. Equity in Resource Allocation for Health: a Comparative Study of the Ashanti and Northern Regions of Ghana[J]. Health Policy,2006 (78): 135-148.

⑨ Mclntyre D. Geographical Patterns of Deprivation in South Africa: Informing Health Equity Analyses and Public Resource Allocation Strategies[J]. Health Policy and Planning,2002 (17): 30-39.

1.1.1.3　医疗卫生资源配置的方法

（1）系统动力学法

系统动力学最早出现于 1956 年,创始人为美国麻省理工学院的 Forrester J 教授。最初系统动力学是 Forrester J 教授为分析生产管理及库存管理等企业问题而提出的系统仿真方法,称为工业动态学[①]。1961 年 Forrester J 出版了《工业动力学》[②]一书,阐述了系统动力学的基本理论并列举了一些应用实例。1968 年 Forrester J 出版了《系统原理》[③]一书,进一步全面论述了系统的结构、系统动力学模型的构筑原理。1969 年 Forresterr J 出版了《城市动力学》[④]一书,该书总结了美国城市的兴衰以及发展规划问题,把系统动力学的应用引向更广泛的社会科学领域。1970 年罗马俱乐部采用 Forrester J 提出的世界未来发展模型Ⅰ来研究世界未来发展前景问题。1971 年,依据世界未来发展前景研究的初步成果,Forrester J 以世界未来发展模型Ⅱ(SD WORLD Ⅱ)出版了《世界动力学》[⑤]。1972 年,罗马俱乐部发表了关于人类困境问题的研究报告《增长的极限》[⑥],该项研究认为世界如果按照当时的模式任其发展下去,必定达到某种界限;而超越这个界限,整个世界就有可能走向崩溃;必须调整和控制这些因素之间的相互关系、发展速度,使整个世界的发展趋向某种均衡状态。这些观点引起了世界的震惊并由此引发了可持续发展的新理念。

系统动力学在医疗卫生领域的应用是近些年开始的,Hsiao M[⑦] 构建了以总体满意度、整体服务质量、行政、医疗人员和设施硬件资源的技能为主体的系统动力学模型,并研究中国台湾的长期护理设施的运作情况;Hadzic M[⑧] 基于主体构

---

① Forrester J. Industrial Dynamics: a Breakthrough for Decision Makers [J]. Harvard Business Review,1958 (4): 37-66.

② Forrester J. Industrial Dynamics[M]. Cambridge Ma: Productivity Press,1961.

③ Forrester J. Principles of Systems[M]. Cambridge Ma: Productivity Press,1968.

④ Forrester J. Urban Dynamics[M]. Cambridge Ma: Productivity Press,1969.

⑤ Forrester J. World Dynamics. [M]. Cambridge Ma: Productivity Press,1973.

⑥ Meadows D. The Limits to Growth: a Report for the Club of Rome'S Project on the Predicament of Mankind[M]. New York: Universe Books,1972.

⑦ Hsiao C. a Causal Model for the Development of Long-Term Facilities: a Case in Taiwan[J]. Quality & Quantity,2012 (2): 471-481.

⑧ Hadzic M. Holonic Multi-Agent System Complemented by Human Disease Ontology Supporting Biomedical Community[M]. Icsc Congress on Computational Intelligence Methods and Applications,2005.

建了人类疾病的系统动力学模型;Fischer M[1] 运用系统力学构建了肺康复设置测试的多囊卵巢模型;Adams G[2] 构建了干细胞药物对糖尿病病人病情的系统动力学模型。

(2)随机数学规划法

人们对健康的关注,决定了医疗卫生资源配置的研究方法也层出不穷,并逐渐趋于复杂化。由于成本和效益具有随机性,因而随机数学规划法被引入医疗卫生资源配置中。利用满足预算支出概率条件下的资源配置优化模型,Sendi[3] 等人研究发现几乎所有事前决定的资源分配都将超出预算,致使一些方案被取消,提醒决策者必须事前考虑所有的成本和医疗福利的潜在变化,并确定调整方案,以便最大限度地减少预期利益的损失;Mulvey J[4] 和 Tasang S[5] 等人在满足其他约束条件稳健性的基础上构建了以健康最大化为目标函数的资源配置优化模型;Burmaster[6] 研究发现额外的信息会降低健康的随机性效益和成本的不确定性,但不会影响医疗卫生资源的成本和效益之间的变化。Mckennaa C 和 Chalabib Z[7] 等人构建了二阶段基于成本效益的医疗卫生资源配置模型,当第一阶段出现赤字时,应在第二阶段实行补救,所采取的补救措施确保严格满足预算,在预算内实现效益最大化。

在医疗卫生资源配置的医疗机构选址上,0-1 数学规划法被引入。通过最优化模型在空间上合理配置医疗机构的数量以满足患者的医疗需求。相关的研究使

---

[1] Fischer M . The Dynamics of Illness Perceptions: Testing Assumptions of Leventhal's Common-Sense Model in a Pulmonary Rehabilitation Setting[J]. Health Psychology,2010 (10): 887-903.

[2] Adams G. Stem Cells: the Therapeutic Role in the Treatment of Diabetes Mellitus [J]. Biotechnology and Engineering Reviews,2010 (27): 285-303.

[3] Sendi P. Revisiting the DecisionRule of Cost Effectiveness Analysis Under Certainty and Uncertainty[J]. Social Science and Medicine 2003 (57): 969-974.

[4] Mulvey J. Robust Optimization of Large Scale Systems[J]. Operations Research,1995 (43): 264-281.

[5] Tsang S. A Robust Optimization Model for Multisite Production Planning in an Uncertain Environment[J]. European Operational Research,2007 (181): 224-238.

[6] Burmaster D E. Methods for Characterizing Variability and Uncertainty: Comparison of Bootstrap Simulation and Likelihood-Based Approaches[J]. Risk Analysis,1999 (19): 109-130.

[7] Mckennaa C, Chalabib Z, Epsteina D, Claxtona K. Budgetary Policies and Available Actions: a Generalization of Decision Rules for Allocation and Research Decisions[J]. Health Economics,2010 (29): 170-181.

复杂的选址模型层出不穷。Cornuéjols G[①] 和 Mehrez A[②] 等人构建了农村地区医疗机构最优配置的模型;Harper P R[③] 构建了考虑地理因素的医疗机构配置模型;Schweikhart S B[④] 等人考虑地理和医疗服务的可及性构建了最优医疗结构配置模型;Branas C[⑤] 等人构建了医院的外伤救治和救护车最优配置的模型;Kong N[⑥] 构建了肝移植区域的合理配置模型。而这些一般都以患者付出的成本最小为目标函数,这个成本包含治疗费用、住宿费用、交通费用等,约束条件为地理的可及性(一个地区保证有一个医疗机构)、医疗机构的服务能力、病人在不同医疗机构的花费、病人在医疗机构的托管比例等。

医疗卫生资源配置中以标化死亡率为目标函数进行研究的成果也颇为丰硕。Withanachchi N 和 Uchida Y[⑦] 等人以斯里兰卡医疗卫生资源的面板数据为依托,构建科布道格拉斯生产函数,以期望的死亡率替代医疗质量,同时假设公立医院不以利润最大化为目标,而是以医疗质量为目标。研究结果表明,人力资源对人口死亡率影响最大,优化卫生人力资源的配置将降低人口死亡率。Hofe T P 和 Hayward R A[⑧] 运用蒙特卡罗模型分别对密西根和斯里兰卡的人口死亡率与医疗卫生资源的配置的相关性进行研究,结果发现在密西根人口的死亡率与医疗卫生资源配置相关性很弱,而斯里兰卡人口的死亡率却与医疗卫生资源的配置密切相关,同时表明死亡率受医疗卫生人力资源水平的影响很大。Gowrisankaran G 和

① Cornuéjols G, Nemhauser G L. the Incapacitated Facility Location Problem. [M]. New York: Wiley-Interscience,1990.

② Mehrez A. the Implementation of Quantitative Facility Location Models: the Case of a Hospital in a Rural Region[J]. Operational Research Society,1996 (47): 612-625.

③ Harper P R, Shahani A k, Bowie C. Planning Health Services with Explicit Geographical Considerations: a Stochastic Location-Allocation Approach[J]. Omega,2005 (33): 141-52.

④ Schweikhart S B. Location and Service Mix Decisions for a Managed Health Care Network[J]. J Socio-Economic Planning Sciences,1993 (27): 289-302.

⑤ Branas C, Revelle C. a Trauma Resource Allocation Model for Ambulances and Hospitals[J]. Health Services Research,2000 (35): 489-507.

⑥ Kong N, Schaefer A J, Roberts M S. a Methodological Framework for Optimally Reorganizing Liver Transplant Regions[M]. Medical Decision,1986.

⑦ Withanachchi N, Uchida Y. Resource Allocation in Public Hospitals: is it Effective? [J]. Health Policy,2007 (80): 308-313.

⑧ Hofer T P, Hayward R A. Identifying Poor-Quality Hospitals: Can Hospital Mortality Rates Detect Quality Problems for Medical Diagnosis? [J]. Medical Care,1996 (34): 737-753.

Town R J[①]运用 2SLS 方法和 GLS 两种方法,在假设患者选择医院不是随机的,医疗水平高的医院会吸引更多重病患者的条件下,对加利福尼亚人口的死亡率与医疗卫生资源配置的相关性进行估计,研究结果差异很大。

1.1.1.4　各国医疗卫生资源配置的状况

(1)法国

在 2000 年世界卫生组织发表的报告中,法国卫生系统整体效能排名世界第一。法国政府长期推行区域卫生规划政策,其制定的区域卫生规划在充分考虑区域差异、公立与私立医院差异、患者差异基础上,对地区卫生资源配置的标准和数量提出严格的要求[②③]。

(2)英国

英国是较早运用区域卫生规划进行卫生资源配置的国家。1971 年英国国家卫生服务制度(national health service, NHS)将 Crossman 公式引入其区域卫生资源配置之后,英国资源配置工作组(resource allocation working party, RAWP)研究并提出了一个能够根据人群健康需要,公平地分配 NHS 资源的公式,并利用这一公式进行资源配置,这就是著名的 RAWP 公式。[④] 1991 年英国开始对传统医疗服务供给体系和 NHS 进行改革,引进了依据市场原则的"内部市场"机制,下放决策权力。随着 NHS 的变革,原有的资源配置公式有调整和修订的必要。以约克大学卫生经济研究中心为首的研究者在资源配置的公式上不断考虑和调整了许多测算要素,提出了卫生服务利用、供给和卫生保健需要三者相互作用的模型(后称"York 模式")[⑤⑥]。

---

① Gowrisankaran G, Town R J. Estimating the Quality of Care In Hospitals Using Instrument Variables[J]. Health Economics,1999 (18): 747-767.

② 聂春雷,等.法国的卫生服务和医疗保险体系[J].中国卫生经济,2005 (5):67-68.

③ 费朝晖.法国社会医疗保险制度的借鉴[J].中国卫生经济,1997 (7):56-58.

④ Asthana S, Gibson A, Moon G. the Pursuit of Equity in NHS Resource Allocation: Should Morbidity Replace Utilization as the Basis for Setting Health Care Capitations? [J]. Social Science & Medicine,2004 (58): 539-551.

⑤ 胡善联.卫生经济学[M].上海:复旦大学出版社,2003:113-134.

⑥ Bate A, Donaldson C. Managing to Manage Health Care Resources in The English NHS? [J]. Health Policy, 2007 (84): 249-261.

（3）澳大利亚

澳大利亚在制定卫生规划和资源配置的过程中，十分注重运用经济学方法进行投入与产出分析，以追求实现健康投资的最佳收益。[①] 该国运用项目预算和边际分析（program budget and marginal analysis，PBMA）来配置卫生资源。PBMA的意义在于关注以产出和目标为导向，从而改变了传统的以投入和服务活动计划为导向的方式。[②]

（4）日本

日本卫生规划的重点是卫生机构和病床数量。日本政府根据地域特点和卫生服务需求情况，在区域卫生规划中设定了三级保健医疗圈。在三级保健医疗圈中，二级圈为都、道、府、县一级，主要是医院，为区域卫生规划的重点，政府对其病床和新建医院进行严格控制，其他则采取注册备案的形式。[③]

（5）瑞典

在20世纪80年代后，瑞典卫生计划有了一些新的变化，特别是在卫生服务计划和卫生计划制定方法上有了一些重要的变革，从过去的"以医疗为依据"变为"以居民需要为依据"，该卫生资源配置的具体方法被称为"斯德哥尔摩模式"[④]。

（6）新加坡

新加坡卫生规划的重点是对卫生机构的设置。2000年新加坡按照公立医疗机构的地理位置和规模，将所有公立医疗机构划分为东西两个医疗集团[⑤]。新加坡组建两大医疗集团的目的是为医疗卫生资源规划引入市场竞争机制。政府对公立医疗机构的管理主要体现在：政府要求医院立足于基本的、非昂贵和非高科技的保健服务，并确保医疗服务是国家和人民所能够负担得起的。

[①] Smith C S, Hailey D, Drummond M. the Role of Economic Appraisal in Health Technology Assessment: the Australian Case [J]. Social Science & Medicine,1994 (12): 1653-1662.

[②] Salkeld Q, Davey P, Arnolda G. A Critical Review of Health Related Economic Evaluations in Australia: Implications for Health Policy[J]. Health Policy, 1995 (2): 111-125.

[③] Ogawa N. Impact of Changes in Population and Household Structure Upon the Allocation of Medical Resources in Japan[J]. Japan and the World Economy,1993 (2): 137-155.

[④] Florin J, Ehnfors M, Ostlinder G. Developing a National Integrated Classification of Health Care Interventions in Sweden[J]. International Medical Informatics, 2005 (11): 973-979.

[⑤] Lim M K. Shifting the Burden of Health Care Finance: a Case Study of Public Private Partnership in Singapore[J]. Health Policy,2004 (1): 83-92.

(7)美国

美国通过一系列的法案及措施推动卫生资源的合理配置和利用。1975年,美国颁布了《国家卫生计划与资源发展法》,其总体目标是实现卫生系统设施和资源的合理布局。许多州通过立法,采取准入资格的方法来控制医院、病床及大型医院设施的数量,并对新产品、新设备的投入实行严格的审查和评估。[①]

1.1.2 国内关于医疗卫生资源配置的研究

随着国内医药卫生体制改革的逐步深入,人们对医疗卫生资源配置的关注度也逐渐增加,医疗卫生资源配置是医药卫生体制改革的重点,相关的学者也围绕健康公平、配置公平和优化方法展开了研究。

1.1.2.1 健康公平

健康公平具有调节收入分配,促进社会公平、和谐、稳定的作用。目前人们对提高健康公平的目标没有疑义,关键是在市场作为资源配置主要机制的前提下如何实现健康公平的目标。

(1)健康公平的影响因素

孙晓杰认为健康公平受社会资本与经济收入因素影响较大。[②] 在消除贫困影响前提下,推动贫困人口社会资本的发展,对健康公平的改善会更有意义。于浩等认为随着农户经济收入差别扩大,贫困农村卫生服务利用的公平性受到一定损害,特别是对生活在贫困线以下的农户影响较大。[③] 朱伟等对河南省8个县的18877名农村居民进行入户调查得出,经济水平较低的人群健康状况较差。[④] 郭清等对杭州市健康公平现状调查得出,下岗职工家庭的两周患病率、慢性病患病率、未就诊率和需要住院而未住院率均高于在岗职工家庭,医保覆盖率低于在岗职工家庭,经济困难是影响卫生资源利用的主要原因。[⑤] 刘丽杭等则发现,收入差距与健康

---

① Nancy S, Alfred O. Allocating Medical Resources in Rural America: Alternative Perceptions of Justice[J]. Social Science & Medicine,1992 (8): 467-474.

② 孙晓杰,孟庆跃.社会资本与健康公平关系的实证研究[J].中国卫生经济,2008(6):8-11.

③ 于浩,顾杏元.贫困农村卫生服务利用的公平性研究[J].中国卫生经济,1997(4):34-37.

④ 朱伟,田庆丰,朱洪彪.河南省农村地区卫生服务公平性研究[J].卫生经济研究,2001(1):27-29.

⑤ 郭清,等.下岗和在岗职工家庭健康公平的比较研究[J].中国卫生经济,2005(4):12-14.

密切相关,社会经济地位与健康之间有一个梯度关系,而且不是仅仅发生在贫困层面。[①] 侯剑平等认为社会经济因素通过多种渠道影响居民的健康状况,经济发展水平与医疗资源配置水平越高的地区,居民的健康程度越高。[②]

(2)健康公平与医疗卫生资源配置

朱伟认为在我国医疗卫生资源极为有限以及地区差异巨大的情况下,赋予社会成员权利,使其能够参与分配过程的讨论和决策,是实现医疗卫生资源公平分配的关键。[③] 王艳翚认为在健康权保障体系中,医疗卫生资源配置公平与效率失衡是导致我国公民健康权不平等的关键。[④] 陈啸宏在《阿拉木图宣言》发布 30 周年的国际研讨会上指出,要实现"和谐发展、共享健康"就应进一步强化政府责任,更好地保障农村居民的基本健康权益,政府应对公民健康权承担主要责任。[⑤] 中国医药卫生体制的改革推动了公民健康权的逐步落实,深化医药卫生体制改革方案体现了与国际人权法主流价值的接轨,标志着政府向服务型政府转变[⑥]。杜仕林解读健康公平的法律本质,认为健康公平的实现要依赖于卫生服务筹资、提供、利用三个环节的公平性,也要借助法律制度从权利公平、程序公平两方面建立医疗卫生资源配置的制度性保障[⑦]。

1.1.2.2　医疗卫生资源配置公平

国内关于医疗卫生资源配置公平性的研究主要集中在配置主体、筹资公平性和城乡差距等方面。在配置主体方面:彭志丽、何洁仪针对医疗卫生资源配置等方面存在的问题,提出加强政府对医疗卫生资源配置的宏观调控力度,合理配置医疗卫生资源,以发挥医疗卫生资源的整体效益,实现卫生事业的可持续发展[⑧];刘媛

---

① 刘丽杭,唐景霞.社会经济地位对居民健康公平的影响[J].中国卫生经济,2004(6):40-42.
② 侯剑平,邱长溶.健康公平理论研究综述[J].经济学动态,2006(7):97-101.
③ 朱伟.卫生资源公平分配:权利的视角[J].伦理学研究,2009(1):89-95.
④ 王艳翚.和谐医患环境与公民健康权的保障[J].医学与哲学(人文社会医学版),2008(12):30-31.
⑤ 陈啸宏.和谐发展共享健康——中国农村初级卫生保健发展的回顾与展望[J].中国初级卫生保健,2008(1):3-6.
⑥ 杨春磊.新医改方案的法律解读——从健康权的角度分析[J].长江大学学报(社会科学版),2009(3):36-38+48.
⑦ 杜仕林.健康公平的法律本质解读[J].河北法学,2009(8):66-69.
⑧ 彭志丽,何洁仪.我国卫生资源配置的现状、存在问题及改革的重点难点分析[J].国际医药卫生导报,2005(19):21-23.

媛认为,医疗卫生领域市场化改革,政府要保证一定比例的财政卫生支出,否则市场机制一旦出现严重失灵,会带来极大的经济和社会福利损失,因此政府在医疗卫生资源配置主体上承担着无可替代的主体责任。[①] 在筹资公平性方面:毛瑛、张仁吉等人对卫生筹资公平性调查后发现经济收入水平越低的人群,医疗卫生费用占收入的比例越大,得出卫生筹资具有不公平性的结论[②];姚有华、冯学山认为,卫生经费投入要向农村、欠发达地区以及弱势群体倾斜,提高卫生服务的公平性和可及性[③];刘民权、李晓飞、俞建拖认为,政府卫生支出的水平、结构以及负担比例影响了国民享受医疗卫生服务的公平性。[④] 在城乡差距方面:刘明慧认为,应尽快建立符合我国国情的农村医疗卫生保障体系,完善农村医疗卫生专项转移支付制度,缩小城乡差别[⑤];陈文贤、李蕾等认为,要建立以工促农、以城带乡的长效机制,医院经费投入要向农村和基层社区医疗机构倾斜[⑥]苗艳青对江苏、山东、河南、四川 4 省 8 县 46 个村庄进行入户调查分析后认为,统筹城乡医疗卫生资源,合理配置医疗卫生资源是我国医疗卫生事业良性互动和协调发展的关键。[⑦]

　　从医疗卫生资源配置公平性研究的方法上看,一般来说,常用的公平测度方法有极差法、基尼系数、集中指数等。极差法是最常用也是最简单的测度健康和医疗公平的方法。这种方法简单明了,直接用一个极值与另一个极值的差值比较最高组和最低组之间的差别,其局限性是没有考虑中间各组的差异,因此不能反映中间的集中程度与离散程度。洛伦兹曲线和基尼系数一般是用来分析收入分配公平程度的指标,在健康公平和医疗卫生资源配置公平的研究中,也可以用来考察医疗卫生资源配置的公平性。集中度曲线和集中指数是改进的基尼系数法,是常用于评价与收入相关的健康相关变量分布的公平性的一种重要方法。

①　刘媛媛.我国财政卫生支出路在何方[J].中国报道,2006(1):65-66.

②　毛瑛,张仁吉,王美娟,等.卫生筹资公平性及其影响因素分析:以陕西省 b 市为例[J].中国卫生经济,2011(11):19-23.

③　姚有华,冯学山.关于改善我国卫生服务公平性的思考[J].中国卫生资源,2004(1):3-5.

④　刘民权,李晓飞,俞建拖.我国政府卫生支出及其公平性探讨[J].南京大学学报(哲学·人文科学·社会科学版),2007(3):23-33.

⑤　刘明慧.完善农村三级医疗卫生服务体系财政补偿机制的路径[J].财政研究,2010(4):74-76.

⑥　陈文贤,李蕾,王霞,等.完善城乡医疗服务体系的几点思考[J].中国卫生事业管理,2011(S1):102-103.

⑦　苗艳青.卫生资源可及性与农民的健康问题:来自中国农村的经验分析[J].中国人口科学,2008(3):47-55+96.

1.1.2.3　优化医疗卫生资源配置的方法

（1）系统动力学方法

20世纪80年代初我国开始引进系统动力学，进入20世纪90年代，系统动力学在社会科学领域中得到了全面的发展，由于医疗卫生领域本身的特性与系统论的特征相吻合，因而近些年医疗卫生领域运用系统动力学方法研究的成果也颇多。第二军医大学的张鹭鹭教授等运用系统动力学方法在医疗卫生领域开展了多项研究，如对我国宏观卫生筹资系统的分析[1]、对国家卫生服务系统的分析[2]、对潜在医疗服务需求转化等研究，开辟了系统动力学在医疗卫生领域应用的先河。其他学者运用系统动力学也进行了多方面研究，甘筱青、李红基于系统动力学理论，剖析了双向转诊"下转难"的现象[3]；董丹丹等运用系统动力学方法推算了2005—2009年卫生总费用，结果显示系统动力学推算的结果平均误差较小，推算效果较好。[4]

（2）数学规划法

①医疗卫生资源空间布局优化模型。在区域卫生规划中，医疗卫生资源布局是否合理影响总体效益和效用的发挥。②空间交互模型。它充分考虑单个医疗服务需求者的就诊行为，通过对医疗机构模型的改变或者新增医疗机构及其布局点的改变来考察病人对卫生服务的利用。

国内外研究文献为本书提供了研究思路，具有一定的借鉴价值。从国外医疗卫生资源配置的研究现状看，健康公平作为医疗卫生资源配置的目标已被普遍认可，基于健康公平原则，学者们构建了适于本国或本地区发展的医疗卫生资源配置的模型，一些学者如波迪、海登贝里耶和哈弗尼还详细地讨论过这些模型。但这些模型的普适性还在研究中，医疗卫生资源的优化配置是高度依赖于目标函数的，这意味着必须明确优先事项和制定精确的医疗卫生资源投入预算，才能够产生最优

①　谢长勇，张鹭鹭，杨鸿洋，等.我国宏观卫生筹资系统动力学模型构建[J].中国卫生经济，2010（02）：8-12.

②　张鹭鹭，李凌，欧崇阳.基于人群健康的国家医疗卫生服务系统建模设计[J].第二军医大学学报，2005（11）：7-10.

③　甘筱青，李红.基于系统动力学的双向转诊"下转难"现象研究[J].中国全科医学，2010（28）：3141-3142.

④　董丹丹，雷海潮.系统动力学模型在卫生总费用推算中的应用研究[J].中国卫生经济，2011（4）：17-19.

配置方案。

到目前为止,大部分的医疗卫生资源配置目标是由世界卫生组织、卫生区域管理团队和发展机构等制定的,对于健康目标的测量和实现还没有明确的解答,著名的《阿拉木图宣言》也没有提供可衡量的人口健康最大化的实现路径。而发展中国家关于医疗卫生资源配置模型的研究更是稀缺的,现有的大多数模型都是针对某个病种的医疗卫生资源配置。

从国外医疗卫生资源配置现状看,许多国家的政府已经在尽力优化本国的医疗卫生资源,促进健康公平,英国、澳大利亚按需配置的医疗卫生资源在满足本国居民的医疗卫生服务中发挥了巨大作用,但随着医疗费用的不断上涨,政府负担逐渐加重,与需求相比其投入略显不足,从而造成不同地区的人们的健康状况存在差别,居民在享受健康服务的时候排队和延误现象比较严重,等等。由于这些不足,国家健康服务并没有完全达到预期的目标,而且五十多年来一直饱受争议。

我国关于医疗卫生资源配置的定性研究较多,主要从法律、伦理、经济的视角对医疗卫生资源配置进行研究,而以区域发展规划为目标,按照社会经济发展水平,定量地分析医疗卫生资源配置的还不多见。运用系统动力学分析区域医疗卫生资源配置的文章也不多见,且现有的医疗卫生领域中的系统动力学方法研究都是基于 vensim 的平台操作的,而 anylogic 平台在优化实验的过程中可以时时监测实验运行的结果,并随时调整参变量,使优化方案更加准确。

综上,我们发现目前关于区域的医疗卫生资源配置的定量研究较少,究其原因,笔者认为,一是医疗卫生资源配置的标准不同;二是数据严重缺乏,如区域内反映健康的不同群体期望寿命、孕产妇死亡率、儿童接种疫苗的比例、困难群体的医疗卫生补助费用等重要指标在目前情况下都是难以获得的,这导致了区域内医疗卫生资源配置研究困难重重,很多研究无从下手;三是医疗卫生资源配置的理论模型可以实现公平配置,但现实的配置却不尽如人意,如农村医疗卫生人力资源配置不足等。

1.2　研究内容与研究目标

本书在健康公平的基础上,探讨辽宁省医疗卫生资源合理配置问题(见

图 1.1),以期满足辽宁居民对医疗卫生服务的需求,进而增进社会福利。

第一,在查阅有关文献的基础上明确研究思路和内容,借鉴国内外学者对区域医疗卫生资源配置的相关探索,提出本书对医疗卫生资源的界定,明确医疗卫生资源的社会属性和经济属性,并阐明医疗卫生资源配置与健康公平的相关性。

第二,分析辽宁省社会经济状况和医疗卫生资源配置的现状,说明辽宁医疗卫生资源配置的水平应与社会经济发展水平相一致,并通过辽宁居民对医疗保障的满意度分析医疗卫生资源配置不合理的主要方面。

第三,分别从人口、地理、城乡、区域四个不同视角,对辽宁省医疗卫生资源配置的公平性进行多维分析,从外在因素——政府的投入和居民的第三方选择、内在因素——资源的经济属性(医疗卫生资源的利用效率)分析导致辽宁省医疗卫生资源配置不公平的主要原因。

第四,依据复杂系统理论,以健康公平为基点构建辽宁省医疗卫生资源配置系统动力学模型,并进行仿真和优化实验。

第五,根据仿真优化实验的结果,提出辽宁省公平合理配置医疗卫生资源的政策建议。

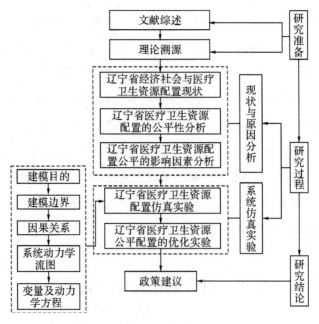

图 1.1　技术路线

第 2 章　健康公平与医疗卫生资源配置

2.1　健康公平

现代社会中,健康正成为衡量一个国家经济发展水平及医疗保障水平的综合指标。健康跟疾病一样,根植于人们的日常生活之中,构成每个社会成员的全部生活体验,也成为每个社会成员最为关注的核心议题之一。现代大医学观视域下的健康已不再是简单的身体表征,而是包括精神和社会适应两个方面。现代大医学观把健康定义为一种积极状态,关注个人对自身健康所担负的责任,强调树立正确的健康观、养成良好生活和卫生习惯,提倡科学养生、合理膳食、加强锻炼和积极预防。这些新的健康理念正在被人们所接受并成为生活的行为准则,节能环保、保护自然、创造和谐生态,这些新的发展理念与健康理念有机结合,不仅有助于改善生存环境和健康状况,而且有助于建立和改善人与自然的和谐健康关系,同时也彰显了现代经济社会对人本关怀的回归。

随着工业化进程的加快,社会在创造更多财富的同时,人们所居住的自然环境和社会环境却在日益恶化,面临的风险越来越大,人们在享受和消费所创造的财富时,把健康作为幸福的首要指数,这种幸福昭示着"好生活"源于健康。人们健康意识的觉醒,使得健康领域的责任和公平问题备受关注。

2.1.1　健康公平的内涵

健康公平是一个备受关注的热门命题,它的内涵十分丰富且难以界定。从目前的研究成果看,主要表现为三种主流学说。

（1）机会公平说①

机会公平说认为健康公平是指所有社会成员均有机会获得尽可能高的健康水平，这是人类的基本权利，它强调起点的公平和机会的公平。

（2）结果公平说②

结果公平说认为生存机会的分配应以需要为导向，而不是取决于社会特权和收入差异，健康公平指不同收入、种族、性别的人群应具有同样或类似的健康水平。

（3）机会公平加结果公平说③

机会公平加结果公平说认为健康公平分为应然性健康公平和实然性健康公平。应然性健康公平强调卫生服务结果的公平，表现为不同人群健康状况基本相同或实际上基本相似，即每个社会成员都有公平的机会获得健康；而实然性健康公平强调所有社会成员应以基本的卫生服务需求为导向来获得卫生服务，并达到在社会普遍健康水平上的一致，而不是取决于社会其他因素④。

上述主流学派从不同的角度诠释了"健康公平"的内涵，但由于角度不同，因而诠释的内涵也不同。笔者认为实现健康公平必须做到机会公平、过程公平和结果公平，而机会公平是健康公平的前提和基础，过程公平是健康的关键和核心，结果公平则是健康公平的理想和目标。保障所有社会成员能在起点和过程中获得尽可能均等的机会或服务，首先取决于制度设计的保障水平和覆盖程度，没有一个体现社会公平的制度（政策）设计，健康公平就只能是一个假说。健康公平作为涉及社会成员核心利益的要素，不仅是制度本身公益性的需求，更是国家维护社会成员基本权利的体现；在这一制度设计框架下的医疗卫生资源配置公平性，又决定了所有社会成员获得基本医疗卫生服务可及性和过程公平的程度。因此，机会公平和过程公平是结果公平的必然结果和保证，没有机会公平和过程公平就没有结果公平，也就没有健康公平。

健康公平是人的一项基本权利，维护健康公平不仅是人生存发展的本能要求，

---

① 陈家应，龚幼龙，严非.卫生保健与健康公平性研究进展[J].国外医学（卫生经济分册），2000(4)：153-158.

② Wagstaff A. Equity and Equality in Health and Health Care[J]. Health Economics, 1993(4)：431-457.

③ 杜仕林.健康公平的法律本质解读[J].河北法学，2009(08)：66-69.

④ 周良荣，陈礼平，文红敏，等.国内外健康公平研究现状分析[J].卫生经济研究，2011(2)：16-18.

更是社会进步的发展和必需。健康对每个人都同等重要,不论身份高低、富有与贫困,在健康公平面前人人平等,体现为所有社会成员都能得到"同质同量"的公共产品和权利保障。而健康又是一个受很多因素制约和影响的变量,这些因素归纳起来又可分为内在因素和外在因素。内在因素主要指个人的内在禀赋、经济状况、生活方式与习惯;外在因素主要指可获得的医疗技术和服务等,由于人的差异性,选择便成为人最本质的反应。理论层面上,人的选择自由是不受限制的,但那只是超现实的理论假说,因为在现实生活中,每一个人都实实在在地存在于社会中的某一层面或群体中,受经济、文化、区域和禀赋等因素的影响,这种选择又都是受到一定限制或非完全自由的。无论是什么原因影响了健康,人们一旦生病,作为公共产品的医疗卫生资源或服务,能否使患者得到有效的治疗和服务,这不仅关系到患者的健康,而且在很大程度上反映了医疗保障和健康公平的水平。健康公平不仅在客观上要求医疗卫生资源合理分配,而且在主观上要求达到个体健康服务的满意度。

健康公平是时代变迁的历史产物,它体现了一定社会阶段生产力发展水平和政治文明程度对健康发展的要求,正如罗尔斯所言"社会公正的内容是以那个民族的环境、制度和历史传统为依据的",我国还是一个发展中国家,人多、底子薄、经济相对落后,这是我国的基本国情,尽管改革开放四十多年来,我国经济、社会文化发生了很大变化,人均预期寿命、孕产妇死亡率、婴儿死亡率都处于中高收入国家平均水平,但健康公平深层次反映出的问题仍然成为制约和影响社会和谐及经济可持续发展的重要潜在因素。重视健康公平,提高全民健康素质,促进人的全面发展是利国利民、惠泽千秋的大计。

2.1.2　健康公平的理论

健康公平的产生与发展源于对人的保护。人类在漫长的进化演变中,出于生存的需要,不断增强自我保护的意识,而这种保护正是人类社会繁衍生存、进步发展的根由。在我国,生存权与健康权是宪法赋予公民的基本权利,也是人权的核心内容。公民健康状况的改善是一个国家、社会发展进步的直接体现,医疗卫生问题是人类社会发展必须解决好的最基本问题之一。因为,解决好健康公平问题关系到经济社会的协调发展,关系到广大人民群众的生活水平和生活质量,关系到国家乃至民族的未来。

健康公平取决于医疗卫生资源的合理分配和基本公共卫生服务的均等化,如何合理分配有限的医疗卫生资源和提供具有可及性的基本公共卫生服务,就成为实现健康公平的内核。在如何分配医疗卫生资源上,尽管自由主义、功利主义、福利主义还是能力均等理论的代表人物的观点和角度不同,但都把平等分配和平等享有资源看作是实现人的平等和健康公平的前提。

以约翰·洛克为代表的自由主义思想体系起源于 17 世纪英国自然法则思想,是资本主义世界占统治地位的思想体系和意识形态。约翰·洛克在《政府论》中从理论上系统地论述了自由主义,主张为生命的权利、自由的权利、财产的权利,提出个人能组成稳定社会的根基这一重要理论概念。洛克认为人的生存权和健康权是与生俱来的、内在的、不可剥夺的权利,而且他把自由权和财产权看作生命的延续,是生存权的一部分[①]。拥有健康,可以使个人和其他人一样具有同样的能力、机会与自由,参与社会活动,从这个意义上说,洛克把健康权看作是生命权的延续和保护是最好的诠释。

以约翰·斯图亚特·穆勒(又名密尔)为代表的功利主义,是 18 世纪欧洲启蒙运动向传统的自然法思想和自然权利观念发起挑战后,形成的一个以价值来衡量是非善恶的道德理论。功利主义一般被表述为"最大多数的最大幸福"原理[②],支撑它的是一个以"功利"和"幸福"为核心的概念体系。按照功利主义的理论,判断行为的是非善恶是根据行动的结果进行的,即主体行为是否增加了福利、幸福和满意度,并改善其生活。穆勒认为社会利益是个人利益的总和,只要个人不对他人造成危害,就应该允许他自由地做他认为最有利于自己发展的事情。关心社会成员的福利,首先应该尊重他们的权利,因为每个人自己最知道自己的利益,让他们自己选择和决定,就是最为公平的。同时功利主义还认为一个行动是否符合伦理,还取决于行动是否能够在数量上最大限度增加社会大多数人的福利,用穆勒的话说就是"最大多数人的最大幸福"。

以罗尔斯为代表的资源平均主义则认为功利主义和福利主义不仅有可能使一些人的幸福建立在牺牲他人的福利和剥夺他人权利和自由的基础上,而且认为福

---

① 约翰·洛克.政府论[M].北京:中国社会科学出版社,2009:25-125.
② 穆勒.功利主义[M].上海:上海人民出版社,2008:1-73.

利主义根据个人意愿和需求来分配的标准也是不可行的。由于社会中每一个人的幸福感、满足感是不同的,因而社会分配无法以个人的主观感受作为衡量标准,他认为一个社会要达到公平就要把正义看作是社会制度的首要价值。他通过对其原初状态的假设,提出了著名的"正义二原则":一是平等自由原则。在他看来人的平等自由是第一位的,是绝对无条件和不可补偿的,正义的社会必须无条件地保障公民的平等自由权利。这一原则道出平等自由原则具有底线性质。二是差别原则。罗尔斯认为人从一生下来就有不同的社会出身和自然天赋,这是任何人无法否认和选择的自然差别,这种差别影响着人们对不同生活前景和不同人生的期待,这种差别的既定事实是无法改变的事实不平等。罗尔斯从善的意愿出发,认为所有的社会基本价值(首要善)都要平等地分配,除非对其中一种或所有价值的不平等分配符合每个人的利益。"社会和经济的不平等应该满足两个条件:第一,它们所从属的公职和职位应该在公平的机会平等条件下,对所有人开放;第二,它们有利于社会的最少受惠者的最大利益(差别原则)"①。罗尔斯指出由于人的自然天赋、经济和社会条件不同,因此在最初的机会和起点到终点的结果方面都是不平等的。为了平等地对待所有人,实现真正的平等自由和机会均等,社会必须更多地关注弱势群体的利益。在他看来,平等自由原则为基本和优先原则,维护人权就应该把人的最基本权利——健康权作为首要的底线保障,因而当人的生命受到疾病威胁时,底线保障就成为尊重个体生命权最起码的要求和保障。

诺贝尔经济学奖获得者阿玛蒂亚·森是能力均等理论的缔造者,他明确指出资源的分配或获得在于个人获得多大程度的自由,他认为罗尔斯的社会基本利益诸要素,如收入、财富等资源的获得,与个人的幸福并无关系②。医疗卫生资源作为一种特殊资源,即使把它平均分配给每个人也并不必然同等使用,不同的个体由于健康状态、患病概率和身体对疾病的抵抗能力不同,因而对医疗卫生资源与服务的需求也不同。比如,某病人可能需要更多的资源来医治疾病,即便他获得了相当多的资源,但仍有可能达不到预期的生活质量,因而阿玛蒂亚·森认为健康的公平性并不代表每个人拥有同样的健康水平,更准确地说是拥有获得良好的健康公平

---

①　罗尔斯. 正义论[M]. 北京:中国社会科学出版社,2009:200-263.

②　Goodin R E. Contemporary Political Philosophy: an Anthology [M]. New Jersey : Wiley-Blackwell, 2005: 22.

机会。资源公平分配不仅在于为个人能力发展提供条件,还在于给予个人更多的选择。因此医疗卫生资源的公平分配在于借此提高和发展个人的能力,他区别了人类行动中的功能和能力,指出良好的健康是一种功能,它可以避免早夭或疾病,其他的功能包括较好的营养、拥有自尊和参与社区活动。森认为人们在能力方面应该有公平的待遇,即人们选择健康水平的机会应该相同。

把健康权作为人权加以规定是世界卫生组织第一个提出的,1946 年通过的《世界卫生组织章程》承认"享有能达到的最高健康标准是每一个人的基本权利之一"[1],1948 年联合国成立之初,健康权被写入《世界人权宣言》。《世界人权宣言》在总结第二次世界大战期间纳粹以及法西斯主义,对人类尊严、自由和权利的肆意践踏的教训中,明确规定了人人享有的政治权、经济权和健康权[2]。1966 年联合国大会通过的《经济、社会和文化权利国际公约》第 12 条中再次规定:"人人有权享有能达到的最高的体质和心理健康的标准"[3]。1978 年国际初级卫生保健大会的《阿拉木图宣言》再次指出:"健康是基本人权,达到尽可能的健康水平是世界范围内的一项重要的社会性目标"[4]。一个国家或社会有责任和义务维护和保障社会成员的健康,当社会成员处于疾病威胁时,他有理由寻求和获得必要的医疗卫生服务,国家和社会也有义务提供必要的医疗保障和政策、法律支持,以防止社会成员的健康受到损伤。事实上,不少国家在宪法中就直接将健康视为法律规定的基本权利,公民健康权只有得到法律的保障,公民才能真正获得健康。

综上所述,人类社会对健康公平的认知是随着社会的发展而发展,这种认知的维度视域和内涵也变得更广泛、更理性、更深邃。远古时期到公元 5 世纪,还仅限于从私法维度是考虑健康权的体系框架和保护问题;而到了 17 世纪,随着人权概念的基本形成和启蒙运动的兴起,受古典自由主义哲学和功利主义经济学的影响,欧洲先后出现了洛克、罗尔斯等一些有代表性、有影响性的哲学家,他们阐述的理论尽管角度不同、观点不同,但都从不同侧面印证了健康权的公平与生存权的公平

---

① Wagstaff A. Equity and Equality in Health and Health Care[J]. Health Economics,1993(4):431-457.

② 孙平华.世界人权宣言研究.[M].北京:北京大学出版社,2012:316-328.

③ 杨松才.经济、社会和文化权利国际公约若干问题研究[M].湖南:湖南人民出版社,2009:315-318.

④ Wagstaff A. Equity and Equality in Health and Health Care[J]. Health Economics,1993(4):431-457.

同等重要。这些学派的理论把"天赋人权"的自然法学理念提升到慈善、人道、救助和社会互助的高度。尽管我们承认这些理论的前瞻性、先进性和对健康公平理论的发展所奠定的功勋,但我们必须看到,这些理论由于受时代的局限和执政者权益的限制,理论的很大成分表现为对道德标准的消极权利维护。批判的继承是马克思主义的精髓,现代社会的健康公平不仅表现为一种社会道德标准和分配原则,是个人主张和国家主张的综合体。其中更强调的是实现健康公平的国家责任,这种国家责任意味着国家对健康公平的尊重、保护和实现。换句话说,健康公平作为一种法定要求权,公民不需要任何理由更不需要等待任何组织机构的善举,而只根据个人需求便可向国家要求相应的供给,而国家同样有责任和义务向每个社会成员提供保障健康公平的资源与条件。

2.2　医疗卫生资源配置

2.2.1　资源

所谓资源,是指在一定时期、地点条件下能够产生经济价值,以提高人类当前和将来福利的自然因素和条件[①]。随着社会的进步,人类对资源的认识也从自然资源向经济资源和社会资源转移,即从小资源到大资源的认知转变过程[②]。经济学认为资源一般指维持企业生产的生产要素,是财富增加的源泉,从经济的角度研究资源的配置问题,则资源总是追逐利润最大化,这是资源经济属性的本质。从社会学的视角理解资源,Coleman 还认为资源是那些能够满足人们需要和利益的物品、非物品(如信息)以及事件(如选举)[③];Giddens 认为资源是改变事物的一种能力,它分为配置性资源和权威性资源[④]。经济学、社会学对资源的定义,只是侧重点不同,其实资源本身既有经济属性也有社会属性,既有有形性又有无形性。资源

---

① 杨秀苔. 资源经济学:资源最优配置的经济学分析[M]. 重庆:重庆大学出版社,1993:25.

② 韦正球. 大资源观初探[J]. 学术论坛,2006(2):63.

③ Coleman J S. Foundations of Social Theory[M]. Cambrige:Havard University Press,1990:32.

④ Giddens A. Contemporary Critique of Historical Materialism [M]. Berkeley:University of California Press,1981:170.

已经成为推动经济发展、社会进步的内生动力。

2.2.2　医疗卫生资源

长期以来,学界常把卫生资源同医疗卫生资源混为一谈。笔者认为卫生资源是指提供各种卫生服务所使用的投入要素总和,它包括公共卫生资源和医疗卫生资源。美国医学研究院将公共卫生资源定义为:作为一个社会集体采取的措施,以确保公民能够获得健康的条件[1]。这一定义把公共卫生资源界定为不是直接治疗疾病的资源,而是预防疾病和改善公民健康的资源,它主要包括疾病防控中心、妇幼保健站、防疫站等医疗机构及相关的公共卫生政策。而医疗卫生资源,笔者认为是指直接用于治疗疾病、为满足健康实现的一切要素和条件的总称。医疗卫生资源与公共卫生资源不同的是公共卫生资源不是直接治疗疾病的资源,而医疗卫生资源则是直接用于治疗疾病的资源,它包括为治疗疾病所提供的人、财、物,主要指各类医疗机构、医疗设备、医疗床位、医疗卫生人员、卫生费用及相关的医疗政策等[2]。

把医疗卫生资源作为一种新生资源进行分析,显然是现代大资源观的延伸和实践的结果。医疗卫生资源同其他许多资源一样,都有其自身的经济属性和社会属性。从经济属性上看,追求经济效益或利润最大化是资源本身趋利性的突出特点;从社会属性上看,资源的潜在功能在于它公平合理的配置不仅有助于社会成员健康公平的实现,而且有助于社会的和谐与经济的可持续增长。据世界银行测算,过去 40 年世界经济增长约 8%～10% 源于健康人群;哈佛大学研究的结果是大约 30%～40% 的亚洲经济奇迹是源于健康的人群,医疗卫生资源作为一种新兴潜力股资源所创造的社会效益远远大于经济效益。

2.2.3　影响医疗卫生资源配置的因素

医疗卫生资源是历史的、动态的,带有人类活动产物特点的稀缺资源,因而大资源观视域下的医疗卫生资源是社会资源与经济资源的综合体。只不过医疗卫生资源与其他社会经济资源的不同之处在于它服务的领域与对象不同。正因为医疗

---

①　杜仕林.医疗卫生资源的重新厘定:基于大资源观的认知视角[J].中国卫生经济,2009(5):28-30.
②　中国社会科学院语言研究所词典编辑室.现代汉语词典[M].北京:商务印书馆,2002:48.

卫生资源有着维护人的健康、抵御疾病侵扰、保障生命和生活质量的重要作用,因而医疗卫生资源配置的公平性与供给的可及性便成为社会普遍关注的焦点。

影响医疗卫生资源配置的因素很多,但归结起来大致受三方面的影响最大。其一,政府的因素。政府是医疗卫生资源的供给者和监管者,从我国 60 余年来医疗卫生事业发展变迁的历程可以窥见,政府的制度设计决定了医疗卫生资源供给的方向和保障水平。计划经济时期,政府按照全民医保的制度设计使城乡居民获得的医疗卫生资源基本上趋于公平合理;改革初期医疗卫生资源受市场化和政府职能弱化的影响,医疗卫生资源配置加剧了城乡、地区、人群间差距。党的十六大召开后,特别是新医改方案的实施,政府把改善提高民生、实现"人人享有基本医疗卫生服务"作为重大社会民生工程和公共产品,这一创新理念为医疗卫生资源公平配置实现"人人健康公平"提供了可靠的制度保障。其二,经济的因素。经济是基础,是社会发展的原动力,经济的发展也为医疗卫生资源存量的优化和增量的投入提供了坚实的经济基础。改革开放使我国的综合国力、人民的生活水平有了根本的改变,经济的发展和财力的厚积,使国家有了更多的资金改善医疗卫生资源的质,提高医疗卫生资源的量。其三,公民的健康需求和购买力因素。应该承认,随着经济社会的快速发展,人民生活水平的大幅提高,公民的健康需求和购买力也在日益增长和提高,尽管我们还存在这样和那样的差异和问题,但公民的健康需求与购买力已不再是原来意义上的低标准、低保障、低能力,而是要求与经济发展水平相一致,这种健康公平的保障需求,不仅是个人主张与国家主张的高度拟合,更是国家公平配置医疗卫生资源的依据。

2.2.4　医疗卫生资源的内涵与外延

医疗卫生资源科学的定义应能表达和反映医疗卫生资源与其他资源之间的不同特有属性和本质属性。深刻把握医疗卫生资源的本质属性,做到内涵与外延的高度统一,是彰显医疗卫生资源生命力的特质要求。

2.2.4.1　医疗卫生资源的内涵

医疗卫生资源作为要素性资源,除具有同其他资源共有的特征外,还具有自身的特质内涵。这种要素资源的内涵强调的是要素的整合与能力的发挥。医疗卫生资源有广义和狭义之分,广义的医疗卫生资源是指医疗卫生人力资源、医疗卫生物力资源、医疗卫生财力资源、医疗卫生技术资源、医疗卫生信息资源和医疗卫生管理资源等。狭义的医疗卫生资源是指医疗卫生人力资源、物力资源和财力资源。而这些资源在治疗疾病、保障健康过程中,又是一个有机的整体,其中任何一种要素资源都不是独立地发挥作用,而是借助医疗机构的平台对各要素资源进行整合并发挥作用,以提供能够满足需求目标的综合服务,这种作用的发挥和能力的转化使医疗卫生资源成为实现健康的"守护人"。

2.2.4.2　医疗卫生资源的外延

医疗卫生资源的外延更多地体现在资源所能创造的社会价值和社会效应上。由于医疗卫生资源在提高健康水平、增进国民福利、促进社会和谐和经济可持续发展上有着潜在的内生力,因而它将成为转型期推动经济社会发展的新的增长点。实现医疗卫生资源的外在社会效应最大化应重点突出以下四个方面。

一是医疗卫生资源配置要突出公平性,公平是现代医疗保障制度的核心价值诉求。医疗卫生资源配置的公平性,从广义上讲是指平等地对待每一个国民,并保障在医疗卫生资源配置中使每一个人所获得的医疗卫生资源在数量和质量上大体相同。从狭义上说,政府所提供的医疗卫生服务产品,应基本满足不同地区、不同群体、不同阶层人群的基本医疗卫生服务的需求。追求医疗卫生资源配置的公平,是一个渐进的认知过程,作为医疗保障体系中重要组成部分的医疗卫生资源配置,其基本的社会职责在于维护社会公平、缩小社会差别、保障国民健康。因此创造公平、维护公平、实现公平是医疗卫生资源配置的第一要务。

能否维护社会公平和缩小社会的不公平是衡量和检验医疗卫生资源配置是否科学合理的根本评判标准,医疗卫生资源配置的价值导向和根本原则正是通过消除地域、身份差异的配置设计来实现分享经济社会发展成果的社会要求,来履行配置保障起点公平、维护过程公平、促进结果公平社会职责。

公民的生存权、健康权和社会保障权是基于社会契约、国家责任和公民健康需求的一项基本人权,缩小和消除地域、阶层、群体间的"身份"差异是实现这种基本人权的根本要求。由于每个人的资质、生活环境和所处的阶层各异,客观上说,占有和获得的医疗卫生资源份额和保障水平也不同,这些都直接影响和制约了公民健康权的实现。因此,维护和保障健康公平是医疗卫生资源配置必须坚守的第一原则,偏离了这一原则,就失去了基准和方向。

二是医疗卫生资源配置要突出共享性。共享是我们党和国家追求公平、为民谋福祉的共同指向,是新时期对社会主义和谐社会本质属性的基本认识。改革开放以来我们取得了巨大成功,但也隐藏着巨大的隐患。城乡、地区、人群间医疗卫生资源配置严重不公的"三大差别"的持续扩大和加剧,已构成对经济持续增长和社会长治久安的潜在威胁。从实现和维护最广大人民群众根本利益出发,把医疗卫生资源作为改革开放成果公平分享给广大人民群众,这将对维护社会公平、缩小差别、推动经济发展和促进和谐社会建设起着特殊和不可替代的作用,因而医疗卫生资源必须遵循公平共享的分配原则。

三是医疗卫生资源的配置要充分突出协调性。医疗卫生资源配置的协调性是实现医疗卫生资源科学配置、效率最大化、资源共享均等化的重要手段和措施。然而长期以来,由于受重城轻农、重投轻调、重治轻防的影响,医疗卫生资源配置中资金流向、配置数量和结构布局等一系列矛盾不断产生和加剧。导向上,在以借方为导向的资源配置中,床位和人力是补偿费的主要依据,哪儿的医院名气大、规模大、人员床位多,资金就向哪流动,超规模、超标准已是造成资金恶性循环的罪魁祸首;结构上,差距凸显、矛盾突出,城市与农村、地区与地区、群体与群体间资源占有量的差距越拉越大,矛盾越积越深;服务上,偏离公益宗旨,服务质量与水平明显下降,这些问题所产生的负效应正在影响和制约经济的发展与和谐社会的构建。从求发展、求健康、求公平的愿望出发,充分发挥协调性在医疗卫生资源配置中的调控作用,是确保医疗卫生资源配置科学、布局合理的重要内容。

四是医疗卫生资源配置要突出可持续性。可持续发展是 20 世纪 70 年代兴起并不断被认同和弘扬的一种新的社会发展模式。现代社会可持续的理论认为经济的发展可改善人民的生活,提高生活水平,改善教育、医疗卫生条件和提高机会平等都是经济发展的重要组成部分,因此经济的发展和社会保障事业的发展两者有一种有机的默契,是互为促进、协调发展的过程。医疗卫生资源配置作为社会保障的分支,在维系社会经济持续、健康、文明发展的同时,必然也要追求配置自身的可持续发展。在尊重国情、正视差别存在的基础上,要使有限的医疗卫生资源发挥最大效益,就必须遵循医疗卫生资源配置内在的客观发展规律,坚持走从缩小不公平到逐步实现公平的路径,包括代内公平和代际公平;坚持从条块分割到城乡统筹一体化;坚持配置保障水平从低到高、保障目标从生存型向发展质量型过渡,只有坚持走渐进、持续发展的配置之路,才能使医疗卫生资源健康、有效、持续地向人民群众提供,才能逐步满足人民群众对卫生服务的需求,才能促进经济的可持续增长和社会的和谐进步。

2.2.5　医疗卫生资源配置的原则

人的欲望是无限的,而满足人们欲望的资源总是有限的。医疗卫生资源作为稀缺性资源,既要保证其社会属性,也不应放弃经济属性,怎样配置才是公平合理的,是一个值得深思的问题。目前,在医疗卫生资源配置上主要有两种争论,一是按照需要配置,二是按照供给配置。

笔者认为无论是按需配置还是按供给配置,都应该满足医疗卫生资源配置的四个基本原则,即道义上公平公正,结构上布局合理协调一致,能力上要与财力相一致,目标上经济和社会效益最大化。

2.2.5.1　道义上公平公正

何谓道义,通俗的解释是道德与正义。道义是一种社会意识形态,是做人行事的规范和规矩,也是用来维系和调整人与人之间关系的准则。公平公正是道德观中最具规范性、决定性的首要价值观,是社会最高美德。中华民族历来崇尚道德,无论是以孔子为代表的儒家思想,还是以老子为代表的道家思想,无不以高尚的道德作为它的至高境界。今天,我们建设和谐社会同样是把公平公正作为首要价值观和评判标准。因此,坚守公平公正不仅是社会美德的历史传承,更是社会发展进步的需要。公平公正不仅本身具有深刻的伦理内涵,而且其鲜明的规导性和高尚性决定了它的核心价值地位。公平公正如同一面镜子、一道屏障,警示人们哪些是"应当"哪些是"不应当",并通过倡行"应当",褒奖善行,遏制"不应当",贬斥恶行,营造一种和谐的社会氛围和条件,保障人们"正当"利益的实现。

医疗卫生资源作为维护和实现人类健康的要素资源,无论是新增资源的初次分配,还是存量资源的再次分配,它都是既得利益的再分配和利益关系的再调整,既然存在利益的分配与调整,就必然产生公平公正的问题。在现实社会中,人们通常以社会财富分配的合理度作为评判社会公平公正的衡量尺度,因而分配公平不仅是社会公共健康资源配置机制和政策设计的终极追求,而且是实现社会公平与和谐的重要前提和根本要求,实现医疗卫生资源公平与合理,把公平公正的价值理念变为切实可行的执行力,就要在政策设计和制度安排中赋予道义巨大的力量,只有充分彰显公平公正的政策和制度安排,才不失为好政策、好制度,才能赢得百姓的信赖与拥护,才能确保社会上每一个成员都有平等享受参与医疗卫生资源公平分配和合理使用的权利。

2.2.5.2　结构上布局合理协调一致

长期以来,我国医疗卫生资源配置实行的是"宏观指导、分级管理、地方为主、条块结合"的资源配置模式,这种模式是计划经济时代的产物。随着市场经济体制的建立与运行,原有的管理体制与模式暴露出诸多弊端,而医疗卫生资源条块分割、资源结构失衡、布局不合理尤显突出。城乡结构"倒三角","重城轻农"导致城市占据过多的医疗卫生资源,医疗机构之间"等饭、抢饭"现象严重;而农村医疗卫生资源贫乏、基础薄弱、服务功能低下、质量不高;农村居民查病难,看病更难,区域结构差异扩大,即使在同一区域内,经济发达的地区与经济欠发达地区,医疗卫生资源的状况差异较大,富裕地区"超前消费、超前享受",与贫困地区缺医少药"营养不良"形成鲜明对照;医疗机构内部结构严重失衡,"重医轻防"导致大医院资源集中、规模膨胀,而一些公益性强、社会效益大的预防保健机构,往往因资源缺乏而无法正常开展;政策导向偏失,宏观调控刚性不强、条块分割、长官意志等不仅使调控失灵,难度增大,而且使稀缺的医疗卫生资源浪费现象严重,结构失衡趋于恶化。

改变现存的医疗卫生资源配置不合理,结构严重失衡的现状,不仅是卫生事业可持续发展的内在要求,而且也是由缩小差别、维护健康、实现和谐与共享的政治目标所决定的。实现医疗卫生资源可供量与居民卫生服务需求量的基本平衡,确保医疗卫生资源配置科学、结构合理、人尽其才、财尽其力、物尽其用,就要改变医疗卫生资源配给方式,改善供求结构,调整医疗卫生资源投资结构、人才结构,强化国家和政府刚性调控手段和力度,拆除藩篱、冲破地方保护主义,在重点抓好存量医疗卫生资源结构调整的同时,做好增量的初次资源配置,以增量促存量,以增量促调整,新增资源和保护性政策应面向农村、基层和贫困等重点地区,通过调整和加大投入以及卫生扶贫,改变重点地区缺医少药的就医环境,改善资源结构失衡的现状。

2.2.5.3　能力上要与财力相一致

众所周知,财政是社会保障的重要经济基础和支撑力量。国家财政对社会保障的主导责任,不仅是保底责任,还有建设和发展责任,"量力而行"和"量入而出",历来被视为居家理财、定国安邦的基本准则,然而在现实生活中,小到个人,大到国家,要真正把握好"量"与"度"却并非易事。从我国70余年来卫生医疗事业发展的坎坷经历,不难看出这方面我们存在许多值得汲取的教训。

先是计划经济时期的超能力、超负荷投入,新中国成立后,在国家百废待兴、医治创伤、改变"一穷二白"落后面貌时,在经济还相对落后,财政还相当脆弱的情况下,为体现社会主义制度的优越性,为维护国民的生存权与健康权,国家对关乎国民健康的医疗卫生资源配置实行的是国家垄断、包办一切,采取的是高度集中和指令性的计划管理方式。这种统包统揽、包办一切的政策体制,使财政逐年超能力、超负荷投入,尽管这种做法在经济发展初期改变了当时"缺医少药"的问题,但巨大的财政压力与负担,不但不能提供持久的高质量、高水平的健康服务,而且也制约和影响了国民经济的良性发展速度。

20世纪70年代末,我国开始实行改革开放政策后,传统的计划经济时代的国家包揽一切的体制被打破,在很长一段时间里,倡导的是增长优先与低福利的政策。增长优先必然把增速看作是"硬指标""硬道理",而低福利也必然导致财政削减。《2009年中国卫生统计年鉴》资料统计显示,我国卫生支出比例由1991年的22.8%下降到2001年的15.9%,值得注意的是尽管国家已经意识到并开始增加财政投入,但2000年我国卫生总费用仅占GDP的4%,2007年仅占GDP的4.5%,2009年仅占GDP的4.96%。从这三年的投入比例看,不仅低于WHO规定的卫生总费用占GDP的比重最低限5%的要求,而且与经合组织成员8%的平均水平比还有较大差距。而这期间我国经济高速增长与国民的低福利形成了鲜明的对照,由此引发的是利益冲突加剧、社会矛盾日益严重的后果,已经构成对国民经济可持续发展和社会和谐的威胁。

经过四十多年改革开放,我们已经站在转型的新起点上,国民经济与国民福利改善同步发展已成为国家新的发展理念和战略。将改革成果转化为国民福利,让人人分享、实现普惠已成为党和政府执政为民的施政理念。理清思路,调整发展理念就要吸取教训,摒弃偏识,既要反对那种"打肿脸充胖子"超能力的消费,也要摒弃那种只要"增长"不顾"民生"的做法,要坚持能力与需求统一,经济发展与福利改善同步,经济社会与社会建设全面协调发展。

2.2.5.4　目标上经济和社会效益最大化

医疗卫生资源作为一种特殊的稀缺性资源,不仅是经济学、卫生经济学研究的重点,而且也是社会保障学研究和关注的重点。如何使稀缺有限的医疗卫生资源获得尽可能大的国民健康的效果,或者说如何以卫生服务成本最小化来获得健康结果最大化,这是医疗卫生资源配置追求的终极目标。人类社会的任何活动都离不开效率与效益,没有无效率、无效益的活动,投入与产出是因果关系,有活动或投入必有效率、效益及产出的结果,只不过结果大小、多少、高低不同而已。效率就是实践活动中投入与产出的比值,成本不变,产出越大,效率越高;或者产出不变,成本越低,效率越高,提高医疗卫生资源配置效率,不仅要用经济学的理论与方法去研究医疗卫生资源配置领域中投入与产出的经济关系和经济规律,更要用社会保障学的理论与方法,以健康公平为基点,用尽可能小的医疗卫生资源投入获得尽可能大的国民健康产出,达到社会效益的最大化。

社会保障学基于健康公平的目的追求医疗卫生资源配置的投入产出效率与效益的最大化,与经济领域追求的高增长与高速度不同,经济领域里的高增长、高速度表现为社会财富的极大丰富或最大化,而社会保障领域里的效益最大化却表现为社会效益和伦理道德效应的最大化。改革开放以来我们国家的经济实现了连续多年高速持续增长,生产力大发展、效率大提高、社会财富大增长、综合国力大增强、人民生活水平大改善已为不争的事实。然而,经济上的高增长、高速度并不代表国民健康的保障和社会效益的大提高、大改善,恰恰相反,由于缺乏科学发展观,以投入扩张、资源浪费、环境破坏为代价不仅扩大了社会差距,加剧了社会矛盾,使维稳成本加大,而且给构建和谐社会和经济可持续发展带来巨大障碍和潜在威胁。

综上所述,笔者认为,医疗卫生资源的配置,只有建立在国情、省情、实情的基础上,遵循"保基本,可持续供给,渐进改善"的方针,才能使"需要"和"供给"有机结合。片面和单方地强调"按需要配置"和"按供给配置"都有失偏颇,因为"需要"是无止境的,也是很难度量和界定的,超出能力范围去追求高福利,极易掉进"福利陷阱",而低保障供给配置方式已制约了经济的可持续发展和国家的长治久安,因而,辽宁医疗卫生资源配置必须从辽宁的实情出发,把解决和缩小辽宁城乡差别,提升困难群体的医疗卫生服务可及性和医疗卫生资源可得性作为结构调整的方向,进而实现健康公平。

2.3　健康公平与医疗卫生资源配置的相关关系

健康公平是医疗卫生资源配置的目的和原则,而医疗卫生资源的合理配置是实现健康公平的必要条件,换句话说健康公平是果,医疗卫生资源配置是因,健康公平与医疗卫生资源配置两者既是因果关系,又是互为促进和制约的关系。

从经济学的角度看,评价任何资源的配置的指标都是把追求效率或效益作为根本目的的。投入产出,即投入一定时产出最大,产出一定时投入最小。经济学的效率是分配效率,市场条件下的分配效率追求的是利润最大化,而社会保障学中的分配效率追求的是社会效益最大、满意度最大、社会福利最大、帕累托最优。帕累托最优是瑞典经济学家帕累托用数学公式证明了的一种社会资源配置达到最佳状态的表现形式。这种帕累托最优状态就是在任何一个人效用水平至少不下降的情况下,使其他人的效用水平有所提高,然而现实市场经济机制的不完全性和失灵现象,往往不可能制造和纠正资源配置的无序状态,因而帕累托最优只能是理论的假想。

疾病对每个人而言都是无法回避的现实,人在患病时,得到及时的医疗卫生服务是重获健康的关键,医疗卫生服务的可及性与个人医疗卫生资源的可得性息息相关。市场经济条件下,资源按照市场法则,寻求出价最高的购买者,这是由医疗卫生资源经济属性所决定的。购买者的消费能力是受多种因素影响和制约的,如经济收入、社会地位、受教育程度等诸多因素,因而不同阶层、群体其医疗卫生资源具有不均等性。笔者认为,要保障"人人享有健康公平",就要公平合理配置医疗卫生资源。公平合理地配置医疗卫生资源,一是要把公平性作为医疗卫生资源配置的首要原则,只有保证社会全体成员公平的享有医疗卫生资源的机会,才能实现健康公平;二是公平地提高不同阶层的人利用医疗卫生资源的能力,配置上的公平不代表利用的公平,对于不同收入的群体来说,由于购买医疗卫生资源的能力不同,支付和使用医疗卫生资源水平和程度也不同,重获健康的相对成本同样不同。对有支付能力的人来说,这无足轻重;而对穷人来说,这可能导致的结果是穷人仍然被排斥在已经公平分配了的医疗卫生资源之外,或可能继续失去获得健康的权利。因而医疗卫生资源配置的更深层面是保障社会全体成员都有能力公平地利用医疗卫生资源,为确保医疗卫生资源在不同阶层、群体都能被公平利用,需要构建基本均等的医疗保障制度,向困难群体倾斜,保障他们在利用医疗卫生资源时与富有者具有相同的能力,这是医疗保障实现健康公平的重点。

第3章 辽宁省社会经济与医疗卫生资源配置状况

3.1 辽宁省社会经济状况

3.1.1 自然状况

辽宁省位于中国东北地区的南部。地理坐标介于东经 118°53′至 125°46′,北纬 38°43′至 43°26′之间。南濒浩瀚的黄、渤二海,辽东半岛斜插于两海之间,隔渤海海峡,与山东半岛遥相呼应;西南与河北省接壤;西北与内蒙古自治区毗连;东北与吉林省为邻;东南以鸭绿江为界与朝鲜民主主义人民共和国隔江相望。全省陆地总面积 14.8 万平方公里,占全国陆地总面积的 1.5%。在全省陆地总面积中,山地为 8.8 万平方公里,占 59.5%;平地为 4.8 万平方公里,占 32.4%;水域和其他为 1.2 万平方公里,占 8.1%。

辽宁简称辽,取辽河流域永远安宁之意而得其名。解放战争期间,辽宁地区曾先后建立过辽宁省、安东省、辽南行署、辽吉行署(部分地区)、辽北行署(部分地区)、热河省(部分地区)等行政区划。新中国成立初期,辽宁分为辽东、辽西两省及沈阳、旅大、鞍山、抚顺、本溪五个直辖市。1954 年 6 月两省合并,五市改为省辖,正式成立辽宁省,省会设在沈阳。截至 2006 年年底,全省下设 14 个省辖市、17 个县级市、27 个县(其中 8 个少数民族自治县)、56 个市辖区。截至 2010 年年底,全省人口总数 4374.6 万人,其中城市人口 2718.8 万人,占全省总人口数的62.15%;农村人口 1655.8 万人,占全省人口的 37.85%。人口出生率为 8.8‰,死亡率为10.9‰,人口自然增长率为 2.1‰。0~14 岁占全省总人口的 14.42%;15~64 岁占总人口的 78.27%;65 岁及以上占 10.03%。[①]

---

① 辽宁省统计局.2011 辽宁统计年鉴[M].北京:中国统计出版社,2011.

3.1.2　社会经济状况

辽宁是一个经济大省,从辽宁 2006—2010 年面板数据看,"十一五"期间,辽宁经济出现了快速增长,实现跨越式发展。地区生产总值年均增长 14%,2010 年达到 18457.30 亿元,是 2006 年的近两倍,升至全国第七位;地方财政一般预算收入年均增长约 24.3%,2010 年达到 2004.8 亿元,是 2006 年的 2.45 倍;地方财政支出从 2006 年的 1422.75 亿元增至 2010 年的 3195.80 亿元;政府卫生支出从 2006 年的 58.34 亿元增至 2010 年的 176.32 亿元,五年内增长了 2 倍;但政府卫生支出占总支出比重只增加 1.49%,说明政府卫生投入绝对量增加较大,相对量增加不大,政府的卫生投入增长速度落后于经济增长速度。具体数据详见表 3.1。

表 3.1　2006—2010 年辽宁社会经济财政情况

年份	地区生产总值/亿元	人均地区生产总值/元	地方财政收入/亿元	地方财政支出/亿元	政府卫生支出/亿元	政府卫生支出/地方财政支出
2006	9304.50	21914	817.70	1422.75	58.34	4.10%
2007	11164.30	26054	1082.70	1764.28	67.39	3.82%
2008	13668.60	31736	1356.10	2153.43	86.51	4.02%
2009	15212.50	35239	1591.20	2682.39	143.00	5.33%
2010	18457.30	42355	2004.80	3195.80	176.32	5.52%

资料来源:根据 2011 年《辽宁统计年鉴》数据整理而得。

从 2010 年辽宁省部分地区的截面数据对比分析可以看出,辽宁经济总量排在全国的前列,但居民可支配收入却低于全国平均水平,城市居民可支配收入排在经济发达省份的最后一名,农村家庭人均收入排序倒数第二名。人均消费性支出中城市居民与全国持平,农村地区略高于全国平均水平;与经济发达省份相比较,人均消费性支出中城市居民排序倒数第三,农村居民排序倒数第二。医疗保健支出方面,辽宁省城乡均高于全国平均水平,与经济发达省份比较,城市居民医疗保健支出排序第四位,农村居民排在第七位。从医疗保健及消费性支出所占比例看,全国平均水平城市是 6.99%,农村是 6.72%,辽宁省城市居民是 8.13%,农村居民是 7.43%,均高于全国平均水平,与全国经济发达省份相比,医疗保健及消费性支出所占比例辽宁省城市排在第三位,农村排在第五位。这说明辽宁在经济总量快速增长的同时,居民的可支配收入并没有跟上,医疗卫生的消耗没有与经济发展相适应。具体数据详见表 3.2、表 3.3。

表 3.2　2010 年辽宁与部分地区生产总值与财政收支对比情况

地　区	地区生产总值/亿元	人均地区生产总值/元	财政收入/亿元	财政支出/亿元
辽　宁	18457.30	42355	2004.80	3195.80
北　京	11865.90	68788	1837.30	1956
天　津	7500.80	62403	675.50	869
内蒙古	9725.80	40225	649.60	1465.20
上　海	14900.90	78225	2358.70	2593.90
江　苏	34061.20	44232	2731.10	3201.60
浙　江	22832.40	44335	1933.10	2208.30
福　建	11949.50	33051	833.30	1125.30
山　东	33805.30	35796	1956.90	2704.80
广　东	39081.60	40748	3310	3756.70

资料来源:根据 2010 年《中国卫生统计年鉴》数据整理而得。

表 3.3　2010 年辽宁与部分地区医疗保健支出对比情况

地　区	城市居民家庭人均			医疗保健及消费性支出/元	农村居民家庭人均			医疗保健及消费性支出/元
	可支配收入/元	消费性支出/元	医疗保健支出/元		纯收入/元	消费性支出/元	医疗保健支出/元	
全　国	15780.80	11242.90	786.20	6.99%	4760.60	3660.70	246	6.72%
辽　宁	14392.70	11231.50	913.10	8.13%	5576.50	3814.00	283.40	7.43%
北　京	24724.90	16460.30	1563.10	9.50%	10661.90	7284.70	709.40	9.74%
天　津	19422.50	13422.50	1220.90	9.10%	7910.80	3825.40	301.10	7.87%
内蒙古	14432.60	10828.60	869.70	8.03%	4656.20	3618.10	320.60	8.86%
上　海	26674.90	19397.90	755.30	3.89%	11440.30	9119.70	697.20	7.64%
江　苏	18679.50	11977.60	794.60	6.63%	7356.50	5328.40	290.40	5.46%
浙　江	22726.70	15158.30	933.10	6.16%	9257.90	7534.10	532.10	7.06%
福　建	17961.50	12501.10	540.60	4.32%	6196.20	4661.90	197.90	4.25%
山　东	16305.40	11006.60	799.80	7.27%	5641.40	4077.10	280.50	6.88%
广　东	19732.90	15528.00	836.40	5.39%	6399.80	4872.50	259	5.32%

资料来源:由 2010《中国卫生统计年鉴》整理而得。

3.1.3　居民健康状况

从 2006—2010 年辽宁省婴儿死亡率看,全省婴儿的死亡率在五年间下降了 2.4 个千分点;年平均下降 0.60 千分点,城市婴儿死亡率五年间下降 1.6 千分点,年平均下降 0.40 千分点;农村婴儿死亡率五年间下降 3.0 千分点,年平均下降 0.75千分点。城市婴儿死亡率低于全省婴儿死亡率,农村婴儿死亡率高于全省平均水平,城乡之间婴儿死亡率存在差距,但这种差距在逐渐缩小,由 2006 年的 3.5 千分点缩小为 2010 年的 2.1 千分点。具体情况如图 3.1所示。

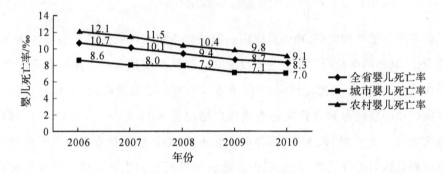

图 3.1　2006—2010 年辽宁省婴儿死亡率

资料来源:《辽宁省"十一五"期间卫生经济发展研究报告》。

从 2006—2010 年全省孕产妇死亡率看,全省孕产妇死亡率五年下降 8.8 千分点,年均下降 2.2 千分点;城市孕产妇死亡率五年间有降有升,2009 年最低,为 9‰,2007 年最高,为 16.6‰,2010 年与 2006 年城市孕产妇死亡率保持不变;农村孕产妇死亡率由 2006 年的 25.8‰下降到 2010 年的 11.7‰,五年下降 14.1 千分点,年均下降 3.52 千分点。孕产妇死亡率城市低于全省平均水平,农村高于全省平均水平。2006 年城市孕产妇死亡率 13.9‰,而农村高达 25.8‰,城市比农村低 11.9 千分点,2010 年城市孕产妇死亡率为 13.9‰,农村孕产妇死亡率为 11.7‰,城市高于农村 2.2 千分点。数据显示,2006—2009 年,城市孕产妇死亡率一直低于农村孕产妇死亡率,只有 2010 年城市数据高于农村,另外可以看到的是城乡孕产妇死亡率的差距在逐渐缩小。具体情况如图 3.2 所示。

从 2010 年辽宁省卫生统计年鉴中的数据可知,2006 年和 2010 年居民主要疾

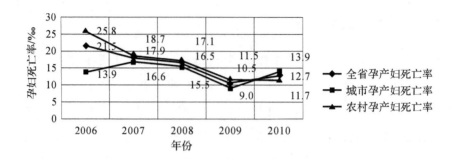

图3.2   2006—2010年辽宁省孕产妇死亡率

资料来源:《辽宁省"十一五"期间卫生经济发展研究报告》。

病死亡原因除了其他疾病、神经系统疾病和泌尿生殖系统疾病三个病种有略微的次序变化,其他的疾病死亡顺位基本没变化。循环系统疾病在居民疾病死亡病因中排序第一,2006年占死亡疾病的46.65%,2010年小幅升高到48.06%,而循环系统疾病中心脏病和脑血管疾病造成死亡的比重2010年是25.38%和21.2%,2006年是22.85%和22.24%,五年间变化不大,心脏病的比重略有上升趋势,脑血管疾病有微幅下降趋势,但他们仍是造成居民死亡的主要疾病。其次是肿瘤,2010年是26.35%,2006年是26.85%,五年间基本保持不变。循环系统疾病和肿瘤疾病对居民健康的影响非常大,是居民死亡的主要原因,约占75%的构成比。而寄生虫病,妊娠、分娩和产褥期并发症的发病率很低,几乎可以忽略不计,说明辽宁省的疾病预防和妇幼保健工作取得了很好的效果。但同时从居民疾病死亡分析中可以看出,循环系统疾病的危害很大,而循环系统疾病中的心脏病和脑血管疾病又是慢性病,这种慢性病是居民健康的主要杀手,同时也严重影响了居民的生活质量。另外肿瘤疾病也是不容忽视的疾病,治理肿瘤疾病产生的费用是非常高的,而且治愈率很低,无论是慢性病还是大病对于普通家庭都是严重的经济负担,因而从保障居民健康公平的目标出发,在分配医疗卫生资源时,对慢性病和大病应该给予优先考虑。

从辽宁省各市城乡居民健康状况看,全省人均寿命五年间增长了1.04岁,说明辽宁省城乡居民的健康水平逐渐提高。从统计指标看,2010年,全省期望寿命最高的城市是大连,为81.23岁,最低的抚顺是72.52岁,两个城市期望寿命相差8.71岁,差距是非常明显的;孕产妇死亡率全省平均为$12.09/10^5$,最高的城市是

本溪,为 $34.99/10^5$,最低的是丹东为 $7.47/10^5$;婴儿死亡率全省平均 5.74‰,最高
的城市是阜新和葫芦岛,为 7.1‰,最低的城市大连为 3.7‰;五岁以下儿童死亡率
全省平均为 7.1‰,最高的城市朝阳为 9.62‰,最低的大连为 4.92‰,具体情况详
见表 3.4。

表 3.4　辽宁省各市城乡居民健康情况

地　区	人均期望生命/岁		孕产妇死亡率/10^{-5}	婴儿死亡率/‰	五岁以下儿童死亡率/‰
	2010 年	2006 年	2010 年	2010 年	2010 年
全　省	77.65	76.61	12.09	5.74	7.10
沈　阳	78.62	76.31	16.11	5.20	6.97
大　连	81.23	80.02	10.84	3.70	4.92
鞍　山	77.32	75.32	16.58	6.60	8.62
抚　顺	72.52	73.03	8.68	5.90	6.42
本　溪	74.44	75.15	34.99	4.10	7.58
丹　东	74.85	75.67	7.47	6.50	6.88
锦　州	—	—	16.44	4.80	4.82
营　口	—	—	0	5.9	7.09
阜　新	73.24	73.72	0	7.10	6.83
辽　阳	—	—	8.77	6.10	7.10
盘　锦	—	—	0	6.10	8.08
铁　岭	—	—	11.82	6.40	6.85
朝　阳	—	—	10.69	6.20	9.62
葫芦岛	—	—	16.78	7.10	8.52

资料来源:《辽宁省“十一五”期间卫生经济发展研究报告》。

3.2　卫生费用状况

3.2.1　辽宁省卫生费用与全国卫生总费用对比情况

从 2006—2010 年的面板数据可以看出,全国和辽宁的卫生总费用逐年增加,

辽宁对全国卫生总费用的贡献大约为 4%。以 2009 年为依据,卫生总费用与生产总值相比,全国的平均值是 5.13%,辽宁是 4.61%,低于全国平均值 0.52 个百分点;人均卫生总费用全国为 1289 元,辽宁为 1646.70 元,辽宁的人均卫生总费用高于全国平均水平;从政府卫生支出看,全国为 27.20%,辽宁为 20.04%,辽宁省政府卫生支出低于全国平均水平大约 7 个百分点;社会卫生支出全国为 34.60%,辽宁为 37.17%,高于全国近 2.57 个百分点;居民个人现金卫生支出全国为 38.20%,辽宁为 42.43%,辽宁高于全国 4.23 个百分点。上述数据说明,辽宁经济虽然位于全国前列,但卫生总费用占 GDP 的比重却低于全国平均水平;人均卫生费用高于全国水平,但政府的卫生支出却低于全国平均水平。这种两高两低现象产生的结果就是居民医疗个人负担较重,对医疗卫生资源的利用较少,健康受到影响。具体情况详见表 3.5。

表 3.5 辽宁省与全国卫生总费用对比情况

年　份	卫生总费用/万元		卫生总费用占GDP 比重/%		人均卫生总费用/元		卫生总费用结构					
							政府卫生支出/%		社会卫生支出/%		居民个人现金卫生支出/%	
	全国	辽宁	全国	辽宁	全国	辽宁	全国	辽宁	全国	辽宁	全国	辽宁
2006	9843.34	420.03	4.64	4.54	748.80	997.60	18.10	13.90	32.60	34.08	49.30	51.30
2007	11573.97	479.47	4.50	4.35	876.00	1133.04	22.30	14.06	33.60	36.97	44.10	48.98
2008	14535.40	566.19	4.83	4.21	1094.50	1333.43	24.70	15.28	34.90	41.01	40.40	43.71
2009	17204.81	700.83	5.13	4.61	1289.00	1646.70	27.20	20.04	34.60	37.17	38.20	42.43
2010	—	782.52	—	4.24	—	1788.63	—	22.53	—	38.54	—	38.93

资料来源:由 2010《辽宁卫生统计年鉴》和《中国卫生统计年鉴》整理而得。

从部分发达国家与中国医疗卫生支出情况的对比分析看,中国卫生总费占 GDP 比重在所列国家中是最低的,政府卫生支出与发达国家差距明显,发达国家的政府卫生支出几乎占据卫生总费用的 80%,说明政府承担了主要的医疗服务责任。与南非相比,中国仍然低近 20 个百分点。在个人卫生支出方面,美国和南非高于中国,其他国家均低于中国,且居民承担的比例非常小。从政府卫生支出占政府总支出的比重看,中国是最低的,低于南非 5 个百分点。这些数据是值得我们深思的,在经济发展的同时,中国的卫生投入与其他国家相比是不足的,辽宁与全国相比更是不足的,这严重影响了居民的健康水平,影响了居民获得健康公平的机会。虽然政府现在已经加大了对卫生的投入,但相对于居民对医疗卫生的需求而言还是不足的,未来政府仍应继续加大卫生投入。另外需要说明的是,由于数据的可得性,其他国家最早的是 2007 年的数据,因而比较时选取的截面数据是 2007 年的,分析的结果必然有一定的时差性,详见表 3.6。

表 3.6 2007 年部分国家卫生支出情况

国　家	卫生总费用占 GDP 比重/%	政府卫生支出/%	个人卫生支出/%	政府卫生支出占 政府总支出比重/%
中　国	4.50	22.31	44.05	5.19
法　国	11.00	79.00	21	16.60
德　国	10.40	76.90	23.10	18.20
日　本	8.00	81.30	18.70	17.90
美　国	15.70	45.50	54.50	19.50
英　国	8.40	81.70	18.30	15.60
南　非	8.60	41.40	58.60	10.80

资料来源:根据 2010《中国卫生统计年鉴》整理而得。

从 2006—2010 年辽宁省卫生总费用和政府的卫生支出可以看出,五年内辽宁省的卫生总费用增长了 86.30%,政府的卫生支出增长了 2 倍,政府卫生支出增长速度快于卫生总费用增长速度,政府的卫生支出占卫生总费用的比例也由 2006 年的 13.89% 上升到 2010 年的 22.53%,五年间上升了约 8 个百分点,数据反映了政府对医疗卫生的重视,政府在居民健康公平中发挥了越来越重要的作用。但与一些发达国家相比,中国的差距还很大,如世卫组织医疗卫生服务综合排名第一的法国,其卫生支出占比为 79%,德国为 76.90%,日本为 81.30%,英国为81.70%,市场化最典型的美国,其卫生支出也达到了 45.50%,与南非的 41.40% 比,我们也只是它的一半,因而政府对医疗卫生支出还应该加大投入力度[①]。从政府的卫生支出占财政支出的比例看,五年内仅上升了一个百分点,基本保持在 5% 左右,说明医疗卫生支出的相对量并没有明显增加。与发达国家法国的 16.60%、德国的

---

① 中华人民共和国卫生部. 2011 中国卫生统计年鉴[M]. 北京:中国协和医科大学出版社,2011.

18.20％、日本的 17.90％、美国的 19.50％和南非的 10.80％比较①,反映出政府在医疗卫生投入还是不足的,具体情况详见表 3.7。

表 3.7　2006—2010 年辽宁省政府卫生支出情况

年　份	卫生总费用/亿元	政府卫生支出/亿元	财政支出/亿元	政府卫生支出占财政支出比重/%	政府卫生支出占卫生总费用比重/%
2006	420.03	58.35	1422.75	4.10	13.89
2007	479.47	67.39	1764.28	3.82	14.06
2008	566.19	86.52	2153.43	4.02	15.28
2009	700.83	143	2682.39	5.33	20.40
2010	782.52	176.32	3195.82	5.52	22.53

资料来源:《辽宁省"十一五"期间卫生经济发展研究报告》。

3.2.2　辽宁省医疗保障支出情况

从辽宁省政府医疗保障支出的截面数据可以看出,政府的医疗保障支出是逐年增加的,说明政府对医疗保障的投入力度在加大。从医疗保障的各项目的分类指标可以看出,财政对基本医疗保险基金的补助比例和对残疾人康复的投入比例在 2009 年以前是增加,2010 突然降低,且降幅明显。财政对下岗职工的医疗保险补贴基本维持在 8％左右,没有增加的趋势。笔者认为,残疾人、下岗职工等是医疗保障的重点人群,也是体现医疗卫生资源公平享有的重要群体,他们收入水平低、支付能力差,对医疗卫生资源的利用能力弱,而这部分群体的健康程度往往低于一般人,高昂的医疗费用对他们来说是可望而不可即的。正因为如此才导致小病拖成大病,大病导致更加贫困,因病致贫、因病返贫的现象频频发生,若按经济能力区分医疗保障水平,那么这部分群体必然从医疗保障系统中漏出,因而加大对弱势群体的保障投入,是保证健康公平的重要内容和条件,具体情况详见表 3.8。

---

① 中华人民共和国卫生部.2011 中国卫生统计年鉴[M].北京:中国协和医科大学出版社,2011.

表 3.8　辽宁省政府医疗保障支出分类情况

年　份	医疗保障总支出/百万元	医疗保障/百万元	医疗保障占医疗保障总支出比重/%	财政对基本医疗保险基金补助/百万元	财政对基本医疗保险基金补助占医疗保障总支出比重/%	残疾人康复/百万元	残疾人康复占医疗保障总支出比重/%	财政对下岗失业人员的医疗保险补贴/百万元	财政对下岗失业人员的医疗保险补贴占医疗保障总支出比重/%
2006	225132.60	139146.00	61.81	61873.30	27.48	5152	2.29	18961.30	8.42
2007	237767.80	148948.30	62.64	64132.20	26.97	5063	2.13	19624.30	8.25
2008	313434.10	192931.10	61.55	88123.00	28.12	7675	2.45	24705.00	7.88
2009	481270.80	234280.80	48.68	190059.00	39.49	15987	3.32	40944.00	8.51
2010	853600.90	783970.00	91.84	426.00	0.05	2790	0.33	66414.90	7.78

资料来源:《辽宁省"十一五"期间卫生经济发展研究报告》。

3.3　医疗卫生资源配置状况

为了解辽宁省医疗卫生资源配置的现状,笔者从医疗卫生机构数量、病床数、人员数、专用设备和房屋建筑面积角度,分析医疗卫生资源存量和增量变化情况,运用千人口指标与全国进行横向比较。

3.3.1　医疗卫生资源配置总体状况

3.3.1.1　医疗卫生机构的数量

从医疗卫生机构的数量看,医疗机构从 2006 年的 2143 个增加到 2010 年的 2812 个,五年间增加了 669 个。其中社区卫生服务机构显著增加,从 2006 年的 122 个增加到 2010 年的 956 个;医院和卫生院均有小幅下降,医院从 2006 年的 956 个下降到 2010 年的 821 个,五年间减少了 135 个;卫生院从 2006 年的 1065 个下降到 2010 年的 1035 个,五年间减少了 30 个。医疗卫生机构结构发生了变化,社区卫生服务机构增加,医院和卫生院机构数量减少。具体数据详见图 3.3。

从 2010 年辽宁与全国卫生机构对比情况看,辽宁占全国的 3.71%。其中门诊部的数量最多,有 10728 个,占据 5.90%;社区卫生服务中心 947 个,占全国的比重为 2.89%;卫生院 1034 个,占全国比重为 2.67%;辽宁卫生总人员数 31.7 万

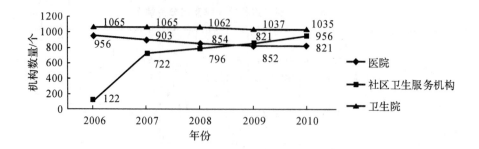

图 3.3　辽宁省医疗卫生机构数量

资料来源:《辽宁卫生统计年鉴》。

人,占全国的 3.86%;卫生技术人员 23.2 万人,占全国的 3.95%;乡村医生和卫生员 2.7 万人,占全国的 2.45%;卫生机构床位数 20.4 万张,占全国的 4.27%。可见卫生人员总数和床位数占全国比重略高,但社区卫生服务中心个数、卫生院个数、村医生和卫生员数量均较低,具体数据详见表 3.9。

表 3.9　2010 年辽宁省与全国卫生机构人员对比情况

类　别	全　国	辽　宁	辽宁占全国比重/%
医疗卫生机构数/个	926140	34253	3.71
其中:医院/个	20918	821	3.92
卫生院/个	38765	1034	2.67
门诊部/个	181781	10728	5.90
社区卫生服务中心/个	32739	947	2.89
村卫生室/个	648424	20591	3.18
卫生人员总计/万人	820.8	31.70	3.86
其中:卫生技术人员/万人	587.6	23.20	3.95
乡村医生和卫生员/万人	109.2	2.70	2.45
卫生机构床位数/万张	478.7	20.40	4.27

资料来源:2010 年《中国卫生统计年鉴》。

3.3.1.2　辽宁省的床位数量

从辽宁省的床位数量面板数据分析,辽宁省医院的床位数量明显高于社区卫生服务中心和乡镇卫生院,2010 年医院的床位是 160853 张,社区卫生服务中心是 4783 张,乡镇卫生院是 26412 张。由于患者对住院医疗服务的需求与提供住院医疗服务的条件是密切相关的,因而当居民患小病时会到社会卫生服务中心或者乡镇卫生院就诊,而当病情严重时则会选择到医院进行治疗,因而医院的床位会高于社区卫生服务中心和乡镇卫生院。从数据中也可以看到,社区卫生服务中心的床位增加幅度较大,从 2006 年的 747 张增加到 2009 年的 6026 张,2010 年有所回落,降至 4783 张。乡镇卫生院的床位数量一直在小幅上升,从 2006 年的 22057 张增长到 2010 年的 26412 张。具体数据详见图 3.4。

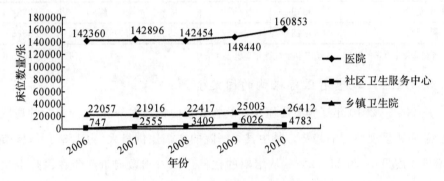

图 3.4　辽宁省医疗卫生机构床位数量

资料来源:2010 年《辽宁卫生统计年鉴》。

3.3.1.3　辽宁省医疗卫生人员

从医疗机构人员看,2006 年—2010 年五年间,医疗卫生人员总数有小幅增加,2006 年医疗卫生总人数为 246595 人,2010 年为 286375 人,增长 16.13%。其中执业医师和注册护士增加幅度相对较大,2006 年执业医师为 68964 人,2010 年为 82908 人,增幅为 19.96%;注册护士从 2006 年的 68478 人增至 2010 年的 88464 人,增幅近 29.19%。具体数据详见表 3.10。

表 3.10　辽宁省医疗卫生机构人员数　　　　　单位:人

类　别	年　份				
	2006	2007	2008	2009	2010
总人员数	246595	272720	274890	279436	286375
卫生技术人员	189678	215491	217904	221875	228378
其中:执业医师	68964	79012	79411	81107	82908
执业助理医师	11424	11619	11303	10926	10647
注册护士	68478	78172	80470	83726	88464

续表

类　别	年　份				
	2006	2007	2008	2009	2010
药剂人员	13836	13669	13686	13481	13608
检验人员	10417	13286	13602	13734	13920
其他	16559	19733	19432	18901	18831
其他技术人员	10810	10900	10964	11653	12397
管理人员	16859	17672	17483	17501	17264
工勤人员	29248	28657	28539	28407	28336

资料来源：2006—2010 年《辽宁卫生统计年鉴》。

3.3.1.4　辽宁省医疗机构的固定资产

从 2006—2010 年辽宁省房屋及建筑物面积面板数据分析，医疗机构的房屋建筑物总面积呈现增加的趋势。其中县级医院的增幅比例最大，为 153.4%；城市医院增长幅度最小，为 11.72%。从增幅的比例可以看出政府近些年在医疗卫生资源的倾斜点已转向农村。具体详见表 3.11 和图 3.5。

表 3.11　辽宁省房屋及建筑物面积　　　　　单位：10^4 米^2

年　份	合　计	城市医院	县级医院	社区卫生机构	乡镇卫生院	中医院
2006	697.4	407.99	128.85	10.83	90.86	58.87
2007	1099.66	435.73	146.54	9.37	105.26	402.76
2008	750.92	441.01	133.39	12.92	98.1	65.5
2009	774.42	462.49	122.16	13.34	110.56	65.87
2010	985.86	455.81	326.51	15.99	113.08	74.47

资料来源：《辽宁省"十一五"期间卫生经济发展研究报告》。

从专用设备的数据分析，近几年平均增长 43.5%。其中社区卫生机构的专业设备增加比例最大，2010 年与 2006 年相比，增加了 139.03%；乡镇卫生院次之，增幅达 73.18%；县级医院与城市医院的专用设备增长在 40% 左右。说明社区医疗卫生机构和乡镇卫生院是医疗卫生资源投入的重点区域。具体数据详见表 3.12。

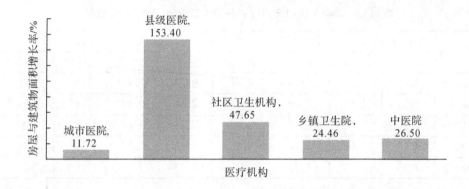

图 3.5　2006—2010 年辽宁省各类医疗机构房屋与建筑物面积增长率

资料来源:由表 3.12 计算而得。

表 3.12　辽宁省专用设备金额　　　　　　　　单位:百万元

年　份	总　　计	城市医院	县级医院	社区卫生机构	乡镇卫生院
2006	6898.92	5583.35	1057.76	44.66	213.14
2007	8125.10	6612.28	1208.04	65.89	238.88
2008	8853.39	7144.38	1315	95.63	298.38
2009	9902.51	7955.05	1471.6	106.75	369.11

资料来源:2006—2009 年《辽宁卫生统计年鉴》。

3.3.1.5　辽宁省千人口医疗卫生资源与全国比较

千人口床位数和千人口卫技人员数是医疗卫生资源配置考核的重要指标。从 2006—2009 年辽宁与全国的数据横向比较分析看,辽宁的每千人口的床位数和人员数均高于全国平均水平,从纵向分析看,将 2009 年的千人口指标与 2006 年的千人口指标比较分析,千人口床位辽宁增长 4.1%,全国平均增长 20.90%;千人口卫技人员数辽宁增长 1.4%,全国平均增长 13.40%;千人口医师数辽宁出现了负增长,为−3.60%,全国平均增长 8.0%;千人口护士数辽宁增长 7.70%,全国平均增长 26.40%。由此可见辽宁医疗卫生资源的千人口床位数和千人口卫技人员数均高于全国平均水平,但各项指标的增长速度明显低于全国平均水平,具体情况详见表 3.13。

表 3.13　2006—2010 年辽宁省每千人口床位、医生、护士数量

年　份	千人口床位数/张		千人口卫技人员数/人		千人口医师数/人		千人口护士数/人	
	辽　宁	全　国	辽　宁	全　国	辽　宁	全　国	辽　宁	全　国
2006	3.92	2.53	5.14	3.66	2.24	1.62	1.82	1.10
2007	3.91	2.63	5.09	3.76	2.14	1.62	1.85	1.19
2008	3.90	2.84	5.13	3.92	2.14	1.67	1.9	1.27
2009	4.08	3.06	5.21	4.15	2.16	1.75	1.96	1.39
2010	4.29	—	5.22	—	2.14	—	2.02	—

资料来源:2006—2010 年《辽宁卫生统计年鉴》。

3.3.2　典型地区医疗保障满意度调查

医疗卫生资源是保障居民健康的基础,医疗卫生资源的配置是医疗保障的核心问题,"看病难、看病贵"表象背后深层次的问题是医疗卫生资源配置的不合理。为了更好地了解辽宁居民对医疗卫生资源配置的满意度,笔者以沈阳市为例,对沈阳市居民医疗保障的满意度进行调查。

3.3.2.1　调查对象与方法

(1)调查对象

本次调查对象是沈阳市居民家庭中 18 岁及以上,在沈阳市各辖区居住满一年的人员。调查范围是沈阳市区五个标准行政区(和平区、沈河区、大东区、皇姑区、铁西区)及东陵区和于洪区的部分街道,采用分层不等概率方法随机抽取样本,调查样本总量为 2200 人,涉及全市不同区域、不同部门、不同行业的人员,具有广泛的代表性。具体情况如表 3.15 所示。

(2)调查方法

①问卷法。根据本次调查的目的,参考相关的文献资料,我们设计了一套完整的调查问卷,通过计算机系统自动控制配额,对沈阳市民进行随机调查访问。②计算机辅助电话调查方法(CATI)。使用按计算机设计方法设计的问卷,用电话向被调查者进行访问。综合考虑调查的精度、问卷编制和费用、时间的要求,在总量上确定了 2300 个电话抽样数量,其中正式调查样本量 2200 个(置信度为 99%,允许误差为 2.75%),预调查 100 个。对于正式调查样本,按照各区、街道人口比例对样本数作初次分配,形成分区、街道的初次样本量,分配总量为 2200 个。

表 3.14　沈阳市人口数量及正式样本计划分配数量

地　区	常住户数/户	比例/%	样本初分数量/个	局号总量/个	每个局号样本量/个	每个局号拨出号码数/个	拨号总数/个	最终样本量/个
全　市	3644522	100	2200	397	—	—	55600	2224
和平区	631059	17.32	381	24	16	400	9600	384
沈河区	694070	19.04	419	36	12	300	10800	432
大东区	658281	18.06	397	36	11	275	9900	396
皇姑区	797291	21.88	481	151	3	75	11325	453
铁西区	735748	20.19	444	122	4	100	12200	488
东陵区五三街道	44159	1.21	27	13	2	50	650	26
于洪区迎宾路、陕西、北陵街道	83914	2.30	51	15	3	75	1125	45

（3）调查内容

本次调查设计包括基本医疗保险覆盖面、保障水平、重大疾病保障措施、困难家庭医疗救助、医疗水平、基层医疗卫生服务、常用药品供应和价格八个方面。

（4）正式调查问卷质量

本次正式调查持续 56 天，共收集到有效样本 2201 份。本课题组对数据进行信度分析发现，本问卷的信度达 0.888，充分说明了本问卷的可信性很高。

3.3.2.2　医疗保障满意度分析

（1）对医疗保障总体满意度评价

由表 3.15 可知，在 2201 个样本中有 105 名受访者选择不清楚，有效样本数为 2096 个。在有效样本中，有 34.5% 的受访者对沈阳市的医疗保障工作表示满意和比较满意，44.4% 的受访者选择一般，有 21.1% 的受访者选择不太满意和不满意。

表 3.15　医疗保障总体满意率

类　别	频数/个	百分比/%	有效百分比/%	满意率/%
满意	138	6.30	6.60	6.60
比较满意	585	26.60	27.90	34.50
一般	931	42.30	34.50	78.90

续表

类　别	频数/个	百分比/%	有效百分比/%	满意率/%
不太满意	275	12.50	13.10	92.00
不满意	167	7.60	8.00	100
合计	2096	95.30	100	
不清楚	105	4.70		
合计	2201	100		

表 3.16　医疗保障各项满意度得分

类　别	均　值	因子载荷系数	满意度得分
居民(包括职工)基本医疗保险覆盖面	3.18	0.687	0.378
基本医疗保险的报销比例	3.00	0.758	0.396
重大疾病保障措施及保障效果	2.95	0.774	0.398
生活困难家庭医疗救助	2.74	0.741	0.348
整体医疗水平	3.19	0.732	0.405
卫生防疫和妇幼保健等公共卫生服务	3.14	0.733	0.399
基层医疗卫生服务(如社区医疗服务中心)状况	2.96	0.690	0.355
医院和药店的常用药品(如退烧药、消炎药等)供应和价格	2.62	0.636	0.291
合　计	23.78	5.751	2.970

　　由表 3.16 可知,医疗保障的 8 项中,满意度得分均值最高的是医疗水平,为3.19;其次是居民(包括职工)基本医疗保险覆盖面,为 3.18;最低的是医院和药店的常用药品(如退烧药、消炎药等)供应和价格,为 2.62。在因子载荷系数方面,最高的是重大疾病保障措施及保障效果,为 0.774;其次是基本医疗保险的报销比例,为0.758;最低点的是医院和药店的常用药品(如退烧药、消炎药等)供应和价格,为 0.636。利用均值和所占权重计算出各题目满意度得分,得分最高的是整体医疗水平,为 0.405;其次是公共卫生服务,得分为 0.399;得分最低的是药品供应和价格,得分为 0.291。

　　医疗保障满意度值＝2.97×20＝59.4,即,医疗保障满意度为 59.4 分。

　　医院和药店的常用药品(如退烧药、消炎药等)供应和价格

　　(2)对医疗保障各分项的满意度分析

　　表 3.17 说明医疗保障的药品价格供应体系、重大疾病的保障水平和困难家庭的医疗救助体系是居民不满意的主要方面,也体现了医疗卫生资源的配置在这三

方面是相对缺乏的,另外反映了这部分群体利用医疗卫生资源的弱势。

表 3.17　医疗保障各分项的满意度

医疗保障各分项	有效百分比					缺失百分比	均　值
	满意	比较满意	一般	不太满意	不满意	不清楚	
基本医疗保险覆盖面满意率	16.90	25.90	30.20	12.80	14.10	20	3.19
基本医疗保险保障水平满意率	10.40	23.80	31.20	17.20	17.30	24.30	2.93
重大疾病保障满意率	11.50	20.80	31.10	17.20	19.40	35.70	2.88
困难家庭医疗救助满意率	12.30	15.70	28.40	19.90	23.80	43.80	2.73
医疗水平满意率	11.30	29.30	35.90	12.60	10.90	7.30	3.17
基本公共卫生服务满意率	13.80	28.90	33.80	11.80	11.70	24.90	3.21
基层医疗卫生服务满意率	12.70	23.40	31.30	16.20	16.40	24.20	3.00
药品供应和价格满意率	6.90	17	27.20	24.20	24.70	7.40	2.57

3.3.2.3　群体医疗保障满意度、关注度和公平度差异性分析

(1)医疗保障满意度、关注度、公平度的关系

从表 3.18 可以看出,满意度与公平度呈正相关,关注度与公平度呈负相关。由此可见,公平度与满意度密切相关,公平度越高满意度越高,公平度越低满意度也越低;相反关注度越高说明公平度越低,满意度也越低。公平度决定了关注度和满意度,公平度比关注度更加与满意度相关。提高居民医疗保障的满意度,关键要提高居民对其公平度的感知与认知或降低对其关注度,居民公平度的感知和认知率越高,其关注度越低。因而,提高居民对医疗保障公平度的感知与认知度,是降低关注度,提高满意度的有效之举。通常在医疗保障上,居民最不满意的方面往往是他们最关注的地方,抓住居民最关注的地方,就把准了脉,找准了问题的症结,就能找到提高满意度的办法。所以提高医疗保障公平性是降低关注度、提高满意度的核心和关键。

表 3.18　医疗保障满意度、关注度、公平度的相关性

	关注度	公平度
医疗保障满意度相关系数	−0.018	0.441

（2）不同性别、年龄群体的差异分析

如表 3.19 所示，从性别上看，男性的关注度均值为 5.16，女性的关注度均值为 5.40，女性的关注度略高于男性，其他方面不同性别均无显著差异。从年龄结构上看，18～25 岁的居民满意度最高，36～45 岁的居民满意度最低；60 岁及以上的居民关注度最高，18～25 岁的居民关注度最低。不同年龄群体的满意度、关注度、公平度存在显著性差异。

表 3.19　不同性别、年龄群体的差异分析

类　别		满意度均值	关注度均值	公平度均值	满意度显著性	关注度显著性	公平度显著性
性　别	男	2.92	5.16	3.08	0.11	0.006	0.348
	女	3.03	5.40	3.13			
年龄范围	18～25 岁	3.34	4.73	3.28	0	0	0
	26～35 岁	2.91	5.14	2.94			
	36～45 岁	2.79	5.22	3.13			
	46～59 岁	2.88	5.50	2.98			
	60 岁及以上	3.02	5.61	3.28			

（3）不同社会地位群体的差异分析

由表 3.20 可知，在户籍上，外地农业户籍居民满意度最高，为 3.62；本市农业户籍的居民满意度最低，为 2.85。本市非农业户籍居民的关注度最高，为 5.35；外地农业户籍的居民关注度最低，为 4.04。外地非农业户籍居民的公平度最高，为 3.34；本市农业户籍居民的公平度最低，为 3.08。不同户籍群体的满意度、关注度存在显著性差异，但公平度差异不明显。在学历上，学历为高中、中专的居民满意度最高，为 3.11；最低为硕士及以上学历的居民，为 2.72。学历为小学及以下的群体关注度最高，为 5.49。最低为本科学历的居民，为 5.22。学历为初中的居民公平度最高，为 3.41；最低的是本科学历的居民，为 2.95。不同学历群体的满意度和公平度存在显著性差异，关注度差异不明显。从职业上，学生的满意度最高，为 3.56；农林牧渔人员的满意度最低，为 1.87。在关注度显著性上，表现最高的是离退休人员，为 5.69；最低的是军人，为 4.00。在公平度显著性上，公平度最高的是农林渔牧人员，为 3.80；最低的是装卸、家政等无固定职业人员，为 2.47。不同职业

群体的满意度、关注度、公平度存在显著性差异,其中满意度和关注度差异尤为明显。在收入上,满意度最高的是月收入在 1501～2000 元的群体,为 3.15,最低的是月收入在 1000 元及以下群体,为 2.1。关注度最高的是月收入 1001～1500 元的群体,为 5.62;最低的是月收入为 4001～6000 元的群体,为5.13。公平度最高的是月收入 1001～1500 元的群体,为 3.05;最低的是8001～10000元的群体,为2.50。在关注度上不同收入群体存在显著性差异,满意度和公平度无明显差异。综上,不同社会地位的群体对医疗保障的满意度存在差异,农业户籍的群体低于非农业户籍的,受教育程度高的群体低于教育程度低的群体,农林牧渔职业的群体低于其他职业的群体,低收入群体低于高收入的群体。

表 3.20　不同社会地位群体的差异分析

类　别		满意度均值	关注度均值	公平度均值	满意度显著性	关注度显著性	公平度显著性
户籍类型	本市非农业	2.96	5.35	3.09	0.034	0	0.225
	外地非农业	3.00	4.90	3.34			
	本市农业	2.85	5.09	3.08			
	外地农业	3.62	4.04	3.15			
教育程度	小学及以下	3.03	5.49	3.23	0.027	0.55	0.001
	初中	3.10	5.38	3.41			
	高中、中专	3.11	5.37	3.18			
	大专	3.07	5.23	3.13			
	本科	2.84	5.22	2.95			
	硕士及以上	2.72	5.46	3.02			
职业	党政机关或事业单位正处级以上干部	3.06	5.29	3.13	0	0	0.027
	高级专业技术人员	2.88	4.77	3.03			
	党政机关或事业单位处级以下干部	2.87	5.56	3.06			
	企业高中层管理人员	2.69	4.99	3.02			
	个体经营者	3.11	4.98	3.17			
	企业普通工作人员	2.91	5.17	3.04			
	农林渔牧人员	1.87	4.40	3.80			

续表

类　别		满意度均值	关注度均值	公平度均值	满意度显著性	关注度显著性	公平度显著性
职业	装卸、家政等无固定职业人员	2.74	5.05	2.47	0	0	0.027
	离退休人员	3.03	5.69	3.19			
	下岗、失业、无业人员	2.93	5.29	3.00			
	学生	3.56	4.72	3.39			
	军人		4.00	3.00			
收入	1000元及以下	2.10	5.24	3.00	0.106	0.011	0.124
	1001～1500元	3.01	5.62	3.05			
	1501～2000元	3.15	5.25	3.02			
	2001～3000元	3.02	5.18	2.95			
	3001～4000元	2.89	5.29	2.93			
	4001～6000元	2.77	5.13	2.89			
	6001～8000元	2.42	5.58	3.00			
	8001～10000元	2.43	5.60	2.50			
	10001元及以上	2.82	5.24	2.58			

（4）不同家庭状况群体的差异分析

从表3.21可知，在家庭结构上，满意度最高的是五口及以上的家庭，为3.12；最低的是三口之家，为2.91。关注度最高的是两口家庭，为5.53；关注度最低的是单身家庭，为4.92。公平度最高的是两口之家，为3.06；最低的是三口之家2.91。不同家庭结构群体的关注度存在显著性差异，满意度和公平度差异不明显。在家庭成员状况上，家中有中专、职高、技校学生的群体满意度最高，为3.58；其他人员满意度最低，为2.96。家中有领取养老保险金的群体关注度最高，为5.53；家中有中专、职高、技校学生的群体关注度最低，为4.42。家有中专、职高、技校学生的群体公平度最高，为3.24；家中有失业人员的群体公平度最低，为2.82。不同家庭成员状况群体的满意度、关注度、公平度差异不明显。由上述分析可以看出，不同家庭结构群体的医疗保障的满意度差异不大，但不同家庭成员状况的群体的医疗保障满意度差异明显，家庭中有失业者的群体对医疗保障的满意度最差，而有学生的家庭满意度相对较高,说明在学生的医疗保障问题上沈阳居民是比较满意度的,但贫困的家庭对医疗保障的满意度相对是较低。

表 3.21 不同家庭状况群体的差异分析

类 别		满意度均值	关注度均值	公平度均值	满意度显著性	关注度显著性	公平度显著性
家庭结构	单身	2.92	4.92	2.95	0.273	0.004	0.124
	两口	3.05	5.53	3.06			
	三口	2.91	5.18	2.91			
	四口	2.92	5.34	2.95			
	五口及以上	3.12	5.34	2.99			
家庭成员状况	学龄前儿童	2.93	5.38	2.87	0.253	0.279	0.313
	小学生或初中生	3.00	5.21	2.92			
	高中生	3.00	5.23	2.95			
	中专、职高、技校学生	3.58	4.42	3.24			
	失业者	2.88	5.33	2.82			
	低保户	3.30	4.58	3.18			
	养老保险金领取者	2.98	5.53	3.01			
	以上皆无	2.96	5.09	2.98			

通过对沈阳典型地区医疗保障满意度的调查分析,发现居民对医疗保障的整体满意度偏低。进一步分析影响满意度的因素,从群体方面看,农民、城市中的失业人员、低收入者对医疗保障的满意度偏低;从内容方面看,社会救助、重大疾病的报销比例和药品价格是居民不满意的主要方面,而不满意的共同指向重点反映在政府功能的缺位和对贫困群体的保障水平偏低两个方面。

第4章　辽宁省医疗卫生资源配置
的公平性分析

4.1　全省医疗卫生资源配置人口和地理公平性分析

本章资料来源于《中国卫生统计年鉴》《辽宁卫生统计年鉴》《辽宁统计年鉴》和政府相关文件。根据数据的可得性和代表性,选取卫生机构、床位、卫生总人员、卫生技术人员、医师、护士师的总数和这些指标每千人口的相应数据,对辽宁省卫生资源配置公平性状况进行实证分析。

研究方法上,运用洛伦兹曲线法分别从人口和土地面积两方面对辽宁各城市医疗卫生资源配置公平性进行分析,同时采用对比分析法对辽宁城乡之间医疗卫生资源配置公平性进行分析。洛伦兹曲线是反映公平的重要工具,洛伦兹曲线弯曲程度越大,基尼系数就越大,说明公平性越差,反之公平性越好。基尼系数不会大于1,1是绝对不公平状态,也不会小于0,0是绝对公平,小于0.3是最佳平均状态,0.3~0.4为正常状态,0.4为警戒状态,0.4~0.5是不公平状态,0.6以上是高度不公平状态。本书根据绘制的洛伦兹曲线,运用几何图形分块近似逼近计算的方法直接计算出基尼系数,使得计算结果更加精准,避免了由于拟合函数的误差导致结果的失真。

4.1.1　医疗卫生资源配置人口公平性分析

千人口人均卫生资源占有量既是评价医疗卫生服务可得性的重要指标,也是衡量卫生资源配置公平性的重要依据。根据2009年《辽宁卫生统计年鉴》的数据,对辽宁省卫生机构、床位、卫生技术人员、医师、护士等要素进行统计分析,汇总如表4.1所示。

　　根据上述数据,在对辽宁省各城市卫生机构、床位、卫生技术人员、医师、护士师等要素进行统计分析基础上,按各城市人口累积百分比绘制了辽宁省各城市医疗卫生资源配置的洛伦兹曲线,如图 4.1 所示。

　　由图 4.1 可见,辽宁各城市医院、卫生院床位、卫生总人员、卫生技术人员、医师、护士师的五条曲线弯曲程度很小,且非常接近。根据曲线计算出来的医院、卫生院床位基尼系数为 0.129,总卫生人员基尼系数为 0.143,卫生技术人员基尼系数为 0.119,医师基尼系数为 0.124,护士师基尼系数为 0.183,如表 4.2 所示。其中护士师基尼系数最大,卫生技术人员基尼系数最小,但都没有超过 0.2,说明辽宁省医疗卫生资源配置从人口分布角度看是较为公平的,五种医疗卫生资源的配置是基本相同的。

表 4.1　2009 年辽宁省医疗卫生资源主要指标

地　区	人口/万人	医院、卫生院床位数/张	卫生总人数/人	卫生技术人员数/人	医师/人	护士师/人	千人口床位/张	千人口卫技/人	千人口医师/人	千人口护士师/人
全　省	4256	173443	278986	221875	92033	83726	4.08	5.21	2.16	1.96
沈　阳	716.50	36333	61133	49484	20219	19570	5.07	6.90	2.82	2.73
大　连	584.80	27799	46832	37800	15264	15557	4.75	6.46	2.61	2.66
鞍　山	352.00	15427	25909	19932	8194	7561	4.38	5.66	2.32	2.14
抚　顺	222.60	8518	14173	11280	4577	4583	3.82	6.57	2.05	2.50
本　溪	155.50	8821	13150	10224	3773	4445	5.67	4.51	2.42	2.85
丹　东	242.60	11384	14048	10945	4499	4043	4.69	3.82	1.85	1.66
锦　州	310.20	10281	15272	11850	5309	3819	3.31	4.87	1.71	1.23
营　口	235.00	8597	14451	11465	4859	4086	3.65	4.47	2.06	1.73
阜　新	192.30	6796	10940	8611	3390	3234	3.53	4.85	1.76	1.60
辽　阳	183.50	8366	11029	8903	3779	3482	4.55	6.04	2.05	1.89
盘　锦	130.00	6080	9919	7860	3512	2764	4.67	6.04	2.70	2.12
铁　岭	306.10	7243	14384	11611	5201	3672	2.36	3.79	1.69	1.19
朝　阳	342.60	9298	13262	11129	4819	3121	2.71	3.24	1.40	0.91
葫芦岛	282.30	8500	10781	10781	4638	3789	3.01	3.81	1.64	1.34

　　资料来源:《辽宁省"十一五"期间卫生经济发展研究报告》。

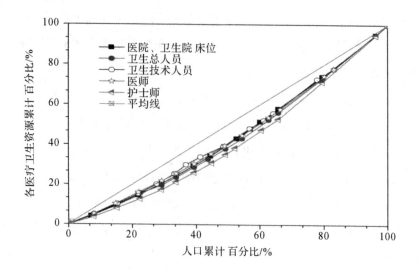

图 4.1　人口累计百分比的洛伦兹曲线

4.1.2　医疗卫生资源配置地理公平性分析

按土地面积百分比绘制的辽宁省医疗卫生资源配置的洛伦兹曲线如图 4.2 所示,与按人口累积百分比绘制的洛伦兹曲线两者存在很大的不同,按照地理分布绘制的医院、卫生院床位、卫生总人员、卫生技术人员、医师、护士师五条曲线弯曲程

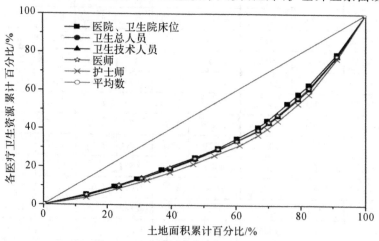

图 4.2　土地面积累计百分比的洛伦兹曲线

资料来源:《辽宁省"十一五"期间卫生经济发展研究报告》。

度较大且比较接近。根据曲线计算出来的医院、卫生院床位的基尼系数为 0.325,卫生总人员基尼系数为 0.344,卫生技术人员基尼系数为 0.345,医师基尼系数为 0.339,护士师基尼系数为 0.381,如表 4.2 所示。上述五类医疗卫生资源的基尼系数均在 0.3 以上,最大的护士师基尼系数 0.381 接近于 0.4 警戒状态。这说明从土地面积看,辽宁省医疗卫生资源配置各项指标均已偏高,并接近警戒状态,公平性和可及性不够理想。进一步研究发现沈阳、大连两个中心城市,土地面积仅占全省总面积的 14.4%,而医疗卫生资源却约占全省的 38%,其中医院床位占 36.9%,卫生总人员占 38.7%,卫生技术人员占 39.3%,医师占 38.5%,护士师占 41.9%。由此可见,在高额利润的市场机制作用下,优质的医疗卫生资源必然向经济发达、居民收入相对较高、需求与支付能力较强的地方流动,如果调控不力,势必造成马太效应,这也是经济欠发达地区医疗卫生资源贫乏的主要原因之一。

表 4.2　辽宁省医疗卫生资源基尼系数

类　　别	按人口计算基尼系数	按地理计算基尼系数
医院、卫生院床位	0.129	0.325
卫生总人员	0.143	0.344
卫生技术人员	0.119	0.345
医师	0.124	0.339
护士师	0.183	0.381

4.2　区域内医疗卫生资源配置公平性分析

4.2.1　指标选取

通过对辽宁省卫生厅的专家进行访谈,获取部分资料,并运用 2009 年《辽宁卫生统计年鉴》和 2010 年《辽宁统计年鉴》的数据,根据已有文献和数据的可得性,从经济、人口、医疗卫生资源等方面选取生产总值、人均生产总值、地方财政一般预算收入、城市居民平均每人全年家庭总收入、城市居民平均每人全年消费支出、农民家庭纯收入、农民家庭人均生活消费支出、卫生机构数、医疗机构床位数、卫生技术人员数、平均人口、人口出生率、人口死亡率、人口自然增长率 14 项指标,采用模糊聚类方法确定样本的亲疏关系,对辽宁省医疗卫生资源进行客观科学地分类。本书运用模糊聚类分析方法对辽宁省医疗卫生资源进行区域分类,使分类更加科学客观,如表4.3所示。

表4.3 辽宁省经济、人口、医疗卫生资源相关数据指标

地区	生产总值/万亿元	人均生产总值/万元	地方财政一般预算收入/万元	城市居民平均每人全年家庭总收入/万元	城市居民平均每人全年消费支出/万元	农民家庭人均纯收入/万元	农民家庭人均生活消费支出/万元	卫生机构数/千个	医疗机构床位数/万张	卫生技术人员数/千人	平均人口/万人	人口出生率/‰	人口死亡率/‰	人口自然增长率/‰
沈 阳	4.27	5.47	320	2.13	1.61	0.88	0.48	1.77	3.74	4.95	715.1	7.3	7.13	0.17
大 连	4.35	7.08	400	2.23	1.53	1.07	0.64	2.37	3	3.78	584.1	6.89	10.2	-3.32
鞍 山	1.73	4.93	123	1.8	1.21	0.81	0.51	1.81	1.87	1.99	351.7	7.62	6.57	1.05
抚 顺	0.7	3.13	53.8	1.48	0.93	0.61	0.43	0.64	1	1.13	222.9	5.89	6.79	-0.9
本 溪	0.69	4.43	50.3	1.65	1.12	0.68	0.47	0.24	0.98	1.02	155.6	5.92	6.28	-0.36
丹 东	0.61	2.5	50.1	1.44	1.04	0.65	0.46	0.45	1.21	1.09	242.7	6.15	6.51	-0.36
锦 州	0.73	2.34	48	1.68	1.08	0.66	0.37	0.71	1.05	1.19	310.2	6.81	6.23	0.58
营 口	0.81	3.44	57.2	1.73	1.13	0.77	0.47	1.33	0.92	1.15	234.4	10.1	6.99	3.07
阜 新	0.29	1.5	18.6	1.21	0.84	0.54	0.41	0.46	0.71	0.86	192.4	7.47	6.52	0.95
辽 阳	0.61	3.32	48	1.66	1.05	0.71	0.36	0.62	0.97	0.89	183.4	6.65	5.49	1.16
盘 锦	0.68	5.09	43.4	2.16	1.35	0.85	0.46	0.6	0.64	0.79	129.6	7.74	4.89	2.85
铁 岭	0.61	1.98	48	1.29	0.94	0.66	0.44	1.05	0.79	1.16	306	7.4	5.7	1.7
朝 阳	0.52	1.57	42.2	1.26	0.86	0.52	0.45	1.29	0.97	1.11	341.7	10.1	5.61	4.5
葫芦岛	0.45	1.59	37.3	1.67	1.01	0.56	0.39	0.96	1.31	1.08	281.3	9.61	5.42	4.19

资料来源:根据2010年《辽宁统计年鉴》整理而得。

4.2.2 区域分类结果

4.2.2.1 数据标准化

(1)数据矩阵

设 $U = \{x_1, x_2, \cdots, x_m\}$ 论域为被分类的对象,每个对象又由 m 个指标表示其性状:

$$x_i = \{x_{i1}, x_{i2}, \cdots, x_{im}\} \qquad (i = 1, 2, \cdots, n)$$

于是得到原始矩阵数据矩阵

$$\begin{bmatrix} x_{11}, & x_{12}, & \cdots, & x_{1m} \\ x_{21}, & x_{22}, & \cdots, & x_{2m} \\ \vdots & \vdots & & \vdots \\ x_{n1}, & x_{n2}, & \cdots, & x_{nm} \end{bmatrix}$$

（2）数据标准化

在进行分类时,不同数据有不同的量纲,为了使有不同量纲的量也能进行比较,我们运用平移·标准差变换方法对数据作适当的变换。

$$x'_{ik} = \frac{x_{ik} - \overline{x_{ik}}}{s_k} \ (i = 1, 2, \cdots, n; k = 1, 2, \cdots, m) \tag{4.1}$$

其中 $\overline{x_{ik}} = \frac{1}{n} \sum_{i=1}^{n} x_{ik}$, $s_k = \sqrt{\frac{1}{n} \sum_{i=1}^{n} (x_{ik} - \overline{x_k})^2}$ 。

建立相似矩阵,采用直接距离法。

设 $R = (r_{ij})$, $r_{ij} = 1 - cd(x_i, x_j)$,其中 c 为参数,本书中

$c = 1/[1 + \max(d(x_i, x_j))]$, 距离选择欧几里得距离 $d(x_i, x_j) =$

$\sqrt{\sum_{k=1}^{m} (x_{ik} - x_{jk})^2}$ 。 $\tag{4.2}$

4.2.2.2 聚类结果

本书中使用传递闭包法求得聚类结果。标定所得的模糊矩阵只是模糊相似矩阵,未进行分类,需将其改造成模糊等价矩阵,本书采用二次方法求模糊相似矩阵的传递闭包 $t(R)$, $t(R)$ 即为模糊等价矩阵,可以获得模糊聚类图 4.3。

如图 4.3 所示,当 $\lambda = 0.7088$ 时,辽宁省 14 个省辖市聚类分为两类:一类地区为沈阳 1、大连 2;二类地区为鞍山 3、抚顺 4、本溪 5、丹东 6、锦州 7、营口市 8、阜新 9、辽阳 10、盘锦 11、铁岭 12、朝阳 13、葫芦岛 14。当 $\lambda = 0.776$ 时,辽宁省 14 个省辖市聚类分为三类:沈阳、大连仍为一类地区;鞍山为二类地区;其他城市为三类地区。但从数据和具体情况分析,鞍山市人口、经济总量和医疗卫生资源明显低于沈阳和大连,与三类地区的差别并不大,因而将鞍山市与其他城市合并为同一类地区,最终将辽宁省 14 个省辖市分为两类地区,沈阳和大连为一类地区,其他城市为

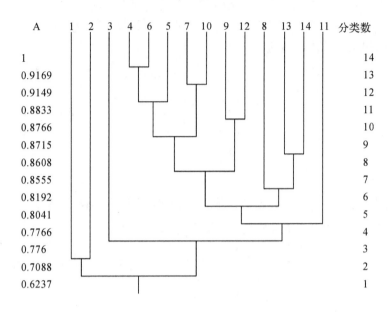

图 4.3　模糊聚类

二类地区。沈阳和大连的生产总值之和占辽宁省生产总值的 50% 左右,是二类地区生产总值之和;两个城市的地方财政收入是二类地区的 3～10 倍;拥有的医疗卫生资源是二类地区的 2～3 倍,因而划分两类地区更为科学。

4.2.3　区域内医疗卫生资源配置的比较分析

4.2.3.1　两类地区医疗卫生资源总量比较分析

根据分类的结果,辽宁省各地区被分为两类:一类地区是沈阳和大连;二类地区是鞍山、抚顺、本溪、丹东、锦州、营口、阜新、辽阳、盘锦、铁岭、朝阳和葫芦岛。两类地区的土地面面积之比约为 1∶4.7,一类地区约占全省总面积的 17.4%,二类地区占全省总面积的 82.6%;两类地区的人口比为 1∶1.99,一类地区约占全省总人口的 30.6%,二类地区约占全省总人口的 61.0%。两类地区的土地面积和人口差距比较明显。从医疗卫生资源的总量分析,一类地区的床位数是 64132 张,占辽宁省总床位的 37.0%,二类地区的床位数是 109311 张,占辽宁省总床位的 63.0%;一类地区卫生总人数为 107965 人,占辽宁省总卫生人数的 38.7%,二类地区卫生总人数是 167318 人,占辽宁省总卫生人数的 60.0%;卫生技术人员数中一类地区是 87284 人,占辽宁省卫生技术人员的 39.3%,二类地区是 134591 人,占辽宁省卫生技术人员的 60.7%;医师中一类地区是 35483 人,占辽宁省医师的 38.6%,二类地区是 56550 人,占辽宁省医师的 61.4%;护士师中一类地区是 35127 人,占辽宁省医师的 42%,二类地区是 48599 人,占辽宁省护士师的58.0%。从医疗卫生资源总量上看,两类地区的各项医疗卫生资源比值约为 1:1.5,按照土地面积的比值看,略显不公平,但按照人口比值看,基本接近公平。从千人口医疗卫生资源指标上分析,一类地区的千人口床位是 4.91 张,二类地区是 3.86 张,一类地区高于二类地区 0.27 个百分点;千人口卫生总人员一类地区是 8.18 人,二类地区是5.97 人,一类地区高于二类地区 0.37 个百分点;千人口卫技人员一类地区为 6.68 人,二类地区为 4.81 人,一类地区高于二类地区 0.36 个百分点;千人口医师一类地区为 2.72 人,二类地区为 1.97 人,一类地区高于二类地区 0.35 个百分点;千人口护士师一类地区为 2.7 人,二类地区为 1.76 人,一类地区高于二类地区 0.48 个百分点。由上述分析可以看出,一类地区的千人口医疗卫生资源总体高于二类地区近 0.4 个百分点,说明一类和二类地区的千人口医疗卫生资源有差距,但两类地区总体差距不明显,具体数据见表 4.4。

表 4.4　两类地区医疗卫生资源情况

地区	土地面积/千米²	人口/万人	医院、卫生院床位/张	卫生总人数/人	卫生技术人员数/人	医师/人	护士师/人	千人口床位/张	千人口卫生总人员/人	千人口卫技/人	千人口医师/人	千人口护士师/人
辽宁省	146502	4256	173443	278986	221875	92033	83726	4.08	6.55	5.21	2.16	1.96
一类地区	25554	1301.3	64132	107965	87284	35483	35127	4.91	8.18	6.68	2.72	2.70
二类地区	120948	2954.7	109311	171021	134591	56550	48599	3.86	5.97	4.81	1.97	1.76

资料来源:由 2009 年《辽宁卫生统计年鉴》和 2010 年《辽宁统计年鉴》整理而得。

4.2.3.2　两类地区医疗卫生资源质量比较分析

两类地区医疗卫生资源的总量差距不大,人均医疗卫生资源的拥有量一类地区略高于二类地区,但从两类地区的医疗卫生资源的质量看,差距显著。如表 4.5

表 4.5　辽宁省一、二类地区三甲医院分布情况

一类地区		二类地区	
序　号	医院名称	序　号	医院名称
1	盛京医院	1	鞍山市中心医院
2	中国医大一院	2	鞍山市中医院
3	辽宁省中医院	3	鞍钢总医院
4	辽宁省中医院	4	鞍山妇儿医院
5	沈阳军区总医院	5	辽宁医学院附属第一医院
6	中国医大四院	6	锦州市中心医院
7	辽宁省肿瘤医院	7	辽宁医学院附属第三医院
8	中国医大口腔医院	8	辽宁医学院附属第二医院
9	沈阳市第五人民医院	9	230 医院
10	辽宁省中医药研究院	10	抚顺矿务局总医院
11	沈洲医院	11	抚顺市中医院
12	沈阳奉天医院	12	抚顺市中心医院
13	242 医院	13	辽阳市中心医院
14	沈阳 202 医院	14	辽宁省血栓医院
15	沈阳市儿童医院	15	葫芦岛市中心医院
16	辽宁肛肠医院	16	营口市中心医院
17	辽宁省金秋医院	17	朝阳中心医院
18	辽宁中医药大学附属医院中西医结合分院	18	丹东市中心医院
19	辽宁省妇幼保健院	19	丹东市中医院
20	大连医科大医院	20	辽宁省精神卫生中心
21	大连医科大学附属第二医院	21	本钢总医院
22	大连市中心医院	22	铁岭市中心医院
23	大连中山医院	23	本溪市中心医院
24	大连友谊医院	24	阜新矿业集团总医院
25	大连新华医院	25	阜新市中心医院
26	大连第三人民医院		
27	大连中医院		
28	大连市儿童医院		
29	大连市第二人民医院		
30	大连 210 医院		

所示,一类地区拥有三甲医院 30 所,二类地区拥有 25 所,一类地区的两个城市拥有的三甲医院比二类地区 12 个城市的总和还多。在三甲医院中,辽宁省的综合医院全部在一类地区,如盛京医院、中国医大一院、大连医科大医院、大连市中心医院和大连医科大学附属第二医院,均在沈阳和大连两个城市,而二类地区大型综合医院却一所都没有。医疗卫生资源质量上的差距,同样造成了两类地区居民健康水平的差异。

4.3　城乡医疗卫生资源配置公平性分析

4.3.1　城乡医疗卫生资源配置现状比较

从 2000—2010 年辽宁城乡医疗卫生资源配置实际状况看(见表 4.6),城市医疗卫生资源的拥有量明显高于农村。千人口床位数 11 年变化均值,城市为 6.877,农村为 1.396,城市是农村的 4.9 倍;千人口专业卫生人员数均值,城市为 11.088,农村为 1.862,城市是农村的 6 倍;千人口卫技人员数均值,城市为 8.575,农村为 1.476,城市是农村的 5.8 倍;千人口医师数均值,城市为 3.514,农村为 0.645,城市是农村的5.4倍;千人口护士师数均值,城市是 3.215,农村是 0.382,城市是农村的 8.4 倍。图 4.4 直观地说明了城乡医疗卫生资源配置的悬差及城乡医疗卫生资源配置十年间延续差距且非常不公平的事实,城市占有了 80% 左右的医疗卫生资源,甚至更多,而这种差距和不公非但没有明显改变,反而有加剧的趋势。这种不公平不可避免地体现在了城乡居民的健康水平上,导致城乡居民健康和疾病模式的差异。城乡之间健康水平差距大,城市居民已经基本完成了疾病模式的转变,其面临的卫生健康问题,更多是“后医学时代”所要解决的问题;而农村居民仍处于疾病模式的转变过程中,他们仍然处于“医学时代”,需要通过改变基本卫生就医条件等加速疾病模式的转变。事实上,导致 20 世纪 80 年代后期城乡出现健康不公平的主要原因是政府在城乡医疗保障和卫生供给领域职能缺位,政府将应承担的职责交给市场。要改善这一状况,必须强化政府的主导责任,建立覆盖城乡居民的医疗保障制度。

表 4.6   2000—2010 年辽宁城乡医疗卫生资源配置状况

年 份	千人口医院、卫生院床位数/张		千人口专业卫生人员数/人		千人口卫技人员数/人		千人口医师数/人		千人口护士师数/人	
	市	县	市	县	市	县	市	县	市	县
2000	7.74	1.12	13.04	2.15	9.9	1.76	3.62	0.61	3.46	0.46
2001	7.53	1.12	12.78	2.19	9.73	1.8	3.66	0.64	3.43	0.42
2002	6.96	1.05	10.92	1.76	8.25	1.38	3.47	0.63	3.04	0.36
2003	6.94	1.3	10.68	1.71	8.14	1.32	3.47	0.62	2.97	0.34
2004	6.92	1.48	10.43	1.72	7.96	1.34	3.33	0.63	2.94	0.34
2005	6.4	1.14	9.42	1.81	7.21	1.41	3.4	0.66	2.7	0.37
2006	6.25	1.69	10.19	1.72	7.82	1.34	3.25	0.63	2.96	0.35
2007	6.89	1.68	10.8	1.78	8.54	1.41	3.54	0.67	3.25	0.36
2008	6.65	1.15	11.1	1.9	8.77	1.51	3.6	0.68	3.4	0.4
2009	6.92	1.89	11.3	1.89	8.99	1.5	3.67	0.67	3.56	0.39
2010	6.45	1.74	11.31	1.85	9.02	1.47	3.64	0.65	3.66	0.41

资料来源：根据 2010 年《辽宁卫生统计年鉴》整理而得。

从千人口指标的医疗卫生资源的最值看,床位数城市最小值是 6.25,最大值是 7.74,标准差为 0.43;农村最小值为 1.05,最大值为 1.89,标准差为 0.293。城乡之间最值差距明显,城市的标准差高于农村,说明床位数在 14 个省辖市之间差异也较为明显。千人口专业卫生人员数和千人口卫生技术人员数与千人口床位数具有相同的特点。千人口医师数城市最小值为 3.25,最大值为 3.67,标准差为 1.003;农村最小值为 0.61,最大值为 0.68,标准差为 0.158。城乡之间最值差异明显,但各城市之间的千人口医师数差异不显著。农村也不显著。千人口护士数与千人口医师数具有同样的特点。具体数据见表 4.7。

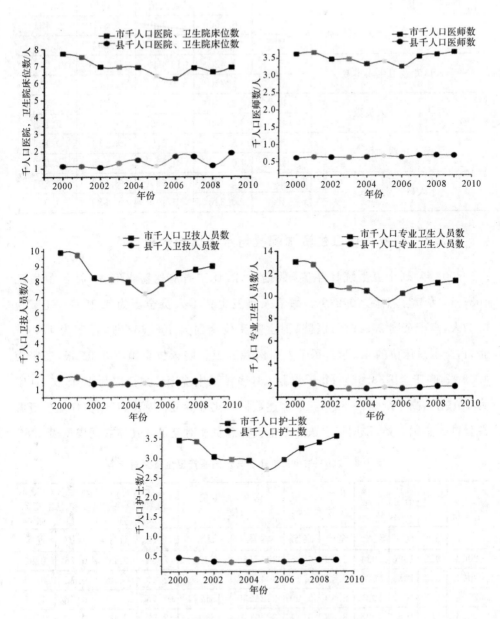

图 4.4　城乡医疗卫生资源对比分析

表 4.7　辽宁省城乡医疗卫生资源描述性统计分析结果

指　标	级　别	最小值	最大值	平均值	标准差
千人口医院、卫生院床位数/张	市	6.250	7.740	6.877	0.431
	县	1.050	1.890	1.396	0.293
千人口专业卫生人员数	市	9.420	13.040	11.088	1.003
	县	1.710	2.190	1.862	0.158
千人口卫技人员数	市	7.210	9.900	8.575	0.775
	县	1.320	1.800	1.476	0.156
千人口医师数	市	3.250	3.670	3.514	0.135
	县	0.610	0.680	0.645	0.022
千人口护士师数	市	2.700	3.660	3.215	0.295
	县	0.340	0.460	0.382	0.036

4.3.2　城乡医疗卫生资源配置与全国比较分析

2009 年《辽宁卫生统计年鉴》数据统计,辽宁省有医院 829 家、社区卫生院 1037 个、乡镇卫生院 1002 个。每千人口卫生技术人员全国为 4.15 人,辽宁为 5.32 人,高于全国 28.19%;医院、卫生院床位全国为 4080662 张,辽宁为 174368 张,占全国总床位的 4.27%;每千人口医院和卫生院床位全国为 3.06 张,辽宁为 4.09 张,高于全国33.66%;每千农业人口乡镇卫生院床位数全国为 1.05 张,辽宁 为 1.19 张,高于全国13.33%。从上述数据对比分析可以看出,辽宁医疗卫生资源 总量高于全国总量,说明辽宁医疗卫生资源总量相对充足。具体数据详见表 4.8。

表 4.8　2003—2009 年辽宁与全国医疗卫生资源对比

年　份	医院/家	社区卫生院/个	乡镇卫生院/个	每千人口卫生技术人员		医院、卫生院床位/张		每千人口医院和卫生院床位/张		每千农业人口乡镇卫生院床位数/张	
	辽宁	辽宁	辽宁	全国	辽宁	全国	辽宁	全国	辽宁	全国	辽宁
2003	912	1096	1034	3.42	5.06	2955160	158215	2.34	3.80	0.76	0.93
2004	913	1085	1028	3.46	5.10	3045847	160553	2.40	3.85	0.76	0.94
2005	915	1077	1021	3.49	5.00	3134930	161244	2.45	3.85	0.78	1.01
2006	956	1065	1008	3.58	5.14	3270710	164943	2.53	3.92	0.80	1.02
2007	903	1065	1008	3.66	5.09	3438260	165373	2.63	3.91	0.85	1.02
2008	854	1062	1014	3.81	5.13	3748245	166501	2.84	3.92	0.96	1.09
2009	829	1037	1002	4.15	5.32	4080662	174368	3.06	4.09	1.05	1.19

资料来源:由 2002—2010 年《中国卫生统计年鉴》整理而得。

　　另外由表 4.8 可以看出,从 2003—2009 年,辽宁省的医疗卫生资源,除了医院、卫生院床位数环比每年以 1% 的速度增加外,其余的医疗卫生资源总量均变化不大。进一步研究分析发现,虽然辽宁医疗卫生资源总量得到有效控制,但由于新增资源投入不多,比重不大,其增量对存量的"杠杆"和调节作用无法明显体现,因而结构不合理、配置不公平的现状没有得到根本解决。

第5章　辽宁省医疗卫生资源配置公平
的影响因素分析

医疗卫生资源配置的公平受很多因素影响,本章重点从影响医疗卫生资源配置公平性的内在和外在因素进行分析,内在因素指医疗卫生资源的利用效率,外在因素指政府的宏观政策调控和居民第三方的就医选择。内在和外在因素共同作用,影响医疗卫生资源配置的公平性。

5.1　政府投入因素

5.1.1　城乡财政补助收入比较分析

"十一五"期间是辽宁经济实现历史性跨越发展的五年,地区生产总值达到18457.3亿元(2010年),地方财政一般预算收入2004.8亿元(2010年),经济总量年均增长13%以上,年均增速超过全国(11%)2个百分点,高于东部沿海发达地区平均增长水平。但高增长没有带来医疗卫生资源的高投入,与经济发展速度相比,医疗卫生财政投入明显不足,城乡医疗卫生资源差距没有得到明显改变。

2006—2010年,财政对医疗卫生机构的补助逐年加大,2010年投入30.37亿元,是2006年的4.2倍。2010年财政对医疗机构的补助中,城市为24.1亿元,占当年财政补助收入的36.1%;财政对农村的医疗机构补助收入为6.24亿元,占当年财政补助收入的9.6%。从绝对数量和相对数量上看,财政对城乡医疗卫生机构补助收入存在明显差异,城市高于农村。具体数据见表5.1。

表 5.1　　2006—2010 年辽宁省城乡卫生部门财政补助收入情况　　　　单位:万元

年　份	城市医疗机构财政补助收入	农村医疗机构财政补助收入
2006	55556.31	17469.01
2007	77068.02	29210.87
2008	99671.43	28735.29
2009	179400.9	60177.79
2010	241302.5	62399.82

资料来源:由 2003—2010 年《辽宁卫生统计年鉴》整理而得。

5.1.2　不同医疗机构的财政投入比较分析

从辽宁省城乡各医疗机构的财政补助收入可以看出,对城市医院的投入比例在逐年下降,从 2003 年的 85.24% 下降到 2010 年的 63.30%,8 年间下降近 22 个百分点;县级医院的投入从 2003 年的 12.93% 上升到 2010 年的 17.43%,8 年上升了 5 个百分点左右;社区卫生机构增幅最为显著,从 2003 年占比 0.73% 上升到 2010 年的 9.68%;乡镇卫生院与社区卫生机构基本保持同样的上升态势,从 2003 年占比 1.10% 上升到 2010 年的 9.43%。上述数据充分反映了辽宁省在医疗卫生资源配置上,加大了农村医疗卫生机构的投入。县医院和乡镇卫生院的投入比例明显快于城市医疗卫生机构,为满足农村居民对医疗卫生服务的需求提供了基础性保障。从城市医疗机构的财政补助收入分析,社区卫生机构的投入也在逐渐加大,这是政府缓解居民"看病难"的重要举措,城乡居民 15 分钟就医圈正在变为现实。从另一方面我们也看到,虽然城市医院的财政补助收入的比例在下降,但其占比仍比其他医疗机构投入的总和还多,这对于合理配置医疗卫生资源,满足居民健康需求是不利的,在未来优化辽宁省医疗卫生资源时需要做相应调整,具体数据见表 5.2。

从财政投入所占各医疗机构总支出的比重看,社区卫生机构占比由 2006 年的 17.77%,上升到 2010 年的 43.82%,提高了 1.5 倍;财政对乡镇卫生院的补助增幅也十分明显,2010 年比 2006 年上升了近 5 个百分点,对乡镇卫生院的投入占 18.28%。说明社区医院和乡镇卫生院的运转经费对财政补助收入的依赖程度较大,尤其是社区卫生机构,2010 年占财政投入总支出的近一半,是城市医院和县医院总和的 3 倍之多。具体数据详见表 5.3。

表 5.2   2003—2010 辽宁省各医疗机构财政补助收入

年　份	城市医院/万元	县级医院/万元	社区卫生机构/万元	乡镇卫生院/万元	城市医院占比/%	县级医院占比/%	社区卫生机构占比/%	乡镇卫生院占比/%
2003	47833.76	7255.24	410.63	619.87	85.24	12.93	0.73	1.10
2005	43431.19	6650.10	4465.25	6787.12	70.81	10.84	7.28	11.07
2006	51452.62	7808.42	4103.69	9660.59	70.46	10.69	5.62	13.23
2007	73899.48	14159.19	13168.54	15056.18	63.55	12.18	11.32	12.95
2008	83989.34	13527.74	15682.09	15207.55	65.41	10.54	12.21	11.84
2009	157249.47	39640.18	22151.44	23237.61	64.90	16.36	9.14	9.59
2010	169829.42	42811.39	23923.55	25096.62	63.30	17.43	9.68	9.43

资料来源:由 2003—2010 年《辽宁卫生统计年鉴》整理而得。

表 5.3   辽宁省卫生部门医疗机构财政补助情况占总支出比例　　单位:%

年　份	城市医院	县医院	社区卫生机构	乡镇卫生院
2006	4.75	3.58	17.77	13.66
2007	5.40	5.17	37.13	17.20
2008	5.09	3.95	34.21	13.28
2009	7.68	9.21	37.83	15.46
2010	8.61	5.98	43.82	18.28

资料来源:由 2003—2010 年《辽宁卫生统计年鉴》整理而得。

5.1.3   两类地区的财政投入比较分析

从两类地区 2010 年医疗卫生机构财政补助收入看,一类地区明显高于二类地区,一类地区占总投入的 36.9%,二类地区占总投入的 63.1%。一类地区的沈阳和大连财政投入分别是 13.6 亿和 11 亿;而二类地区除了鞍山投入较高,为 13.9 亿元之外,其余城市均在 2 亿左右,其中本溪为 3 亿元,葫芦岛为 1 亿元,可见两类地区的各市医疗卫生机构的财政补助收入差异巨大。两类地区各市财政投入占比如图 5.1 所示。从图 5.1 可以看出,2010 年沈阳、大连和鞍山三个市的医疗卫生机构的投入占全省的一半还多,这也是两类地区医疗卫生资源总量和千人口医疗资源量存在明显差异的主要原因之一。

从两类地区医疗卫生机构财政补助收入占总支出的比重看,一类地区占 10%左右;二类地区内部差异显著,最高的鞍山占 29.60%,最低的葫芦岛占 2.52%,最

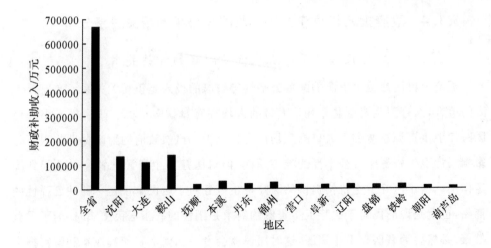

图 5.1　辽宁省各市 2010 年医疗卫生机构财政补助收入

资料来源:《辽宁省"十一五"期间卫生经济发展研究报告》。

高和最低的两个市相差超过 10 倍。除了鞍山之外,本溪的占比也非常高,达到 13.61%,锦州为 12.37%,其余地区均低于 10%。具体数据详见表 5.4。

表 5.4　辽宁省各市 2010 年医疗卫生机构财政补助收入

地　区	医疗卫生机构财政补助收入/万元	占总支出比例(医疗机构)/%
全　省	669383.70	9.64
沈　阳	136547.02	13.50
大　连	110162.33	9.36
鞍　山	139440.42	29.60
抚　顺	19405.00	3.94
本　溪	30498.38	13.61
丹　东	21116.49	6.18
锦　州	27720.07	12.37
营　口	16458.61	4.83
阜　新	16679.18	7.94
辽　阳	18892.74	3.80
盘　锦	17638.75	7.55
铁　岭	18267.08	3.42
朝　阳	12271.23	8.17
葫芦岛	10541.09	2.52

资料来源:《辽宁省"十一五"期间卫生经济发展研究报告》。

5.1.4　政府投入与医疗卫生资源配置公平的相关关系分析

5.1.4.1　政府投入与医疗卫生资源配置的相关关系

理论上讲医疗卫生资源的配置公平性与政府的投入是正相关关系。政府投入大的地区,医疗卫生资源总量和千人口的人均拥有量就多;反之,政府投入小的地区医疗卫生资源总量和千人口的人均拥有量就少。虽然政府的财政补助收入不是影响医疗卫生资源配置公平性的唯一原因,但对医疗卫生资源配置公平性起到决定作用。由于医疗卫生机构提供的医疗卫生服务对于居民来说是一种缺乏弹性的商品,也就是说居民对于医疗卫生资源的需求是刚性的。当居民患病时,为了重获健康,必然要消费医疗卫生资源,这时居民就会考虑如何消费使其成本和财富损失最小,而收获健康最大。城市居民一般选择的医疗机构是社区卫生机构和城市医院,农村居民则可以选择乡镇卫生院、县医院和城市医院。在不考虑时间成本和地理可及性时,城市医院由于拥有优质的卫生人力资源和医疗设备,一般的患者必然首选到城市医院。城市医院拥有了大量的患者,必然产生大量的医疗消费,其医疗卫生资源的收益率就高。医院高额收入又会吸引更多优质的卫生人力资源,同时也为购买更先进的医疗设备创造条件。而县医院、社区卫生机构和乡镇卫生院在优质卫生人力资源和先进的医疗设备方面都与城市医院具有明显差距,加之政府财政补助不均衡,导致各医疗卫生机构的投入不均等,城市医院占据总投入的63%,比其他医疗机构的总和还多,不公平的配置导致医疗卫生资源异化,著名的系统论基模就表达了这种思想,它的机理是当一方因得到较多的资源而表现好时,便凭借占有较多优势去争取更多的资源,无意中产生了一个增强回路,于是表现越来越好;而另一方则因陷入资源贫瘠,表现出越来越差的向反方向增强回路,如图5.2所示。目前,解决医疗保障中"看病难"的问题,首要的问题是必须合理地配置各医疗机构的医疗卫生资源,这是实现患者分流,解决基层医疗机构"吃不饱"的明智之举。如果依旧延续传统的配置模式,那么城市医院仍可获得大部分财政投入,而本来就处于劣势地位的县医院、社区医疗卫生机构和乡镇卫生院就将面临更加窘迫的困境,"旧貌"很难变"新颜"。因此,政府在继续加大投入力度的同时,应重点将新增资源投向基层社区和乡镇卫生院,使其医疗卫生资源能够满足居民的日常医疗卫生需求,真正发挥资源配置的杠杆作用。

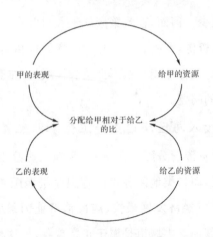

图 5.2　资源配置的恶性循环

5.1.4.2　政府投入与城乡医疗卫生资源配置相关关系

第四章已经分析了城乡医疗卫生资源的差距,这里不再赘述。城乡医疗卫生资源配置的差距,既与资源本身的经济属性有关,也与政府的投入有关。从资源的经济属性上看,城市居民的消费能力高于农村居民,这必然导致资源向城市集中。而与城市居民相比,尽管农村居民患病的概率大于城市居民,但由于消费能力低于城市居民,因而当他们生病时,多数选择拖着不看,久而久之小病拖成了大病,而一旦需要到医院接受治疗时,农村居民付出的成本要普遍高于一般城市居民,这里的成本主要指路费、住宿费等,因而农村居民的患病总成本是造成"因病致贫、因病返贫"的主要根源。保障城乡居民健康公平,医疗卫生资源公平配置是关键,而减弱医疗卫生资源的经济属性对健康公平的影响最有利方法就是政府对城乡医疗卫生机构的合理投入。目前新农合医疗的覆盖率已经达到90%以上,农村居民的保障水平正在稳步提高,但与农村居民对医疗保障的期望值和满意度还相差甚远。究其原因,其一,新农合主要保障的是大病,但大病的发病率低,而真正影响农村居民健康的是多发病和常见病,这些不需要住院的多发病、常见病却不在新农合医疗的保障范围内,致使农村很多居民并没有体会到新农合给农村居民带来的福音。其二,农村医疗卫生资源的贫乏,严重影响了农村居民对医疗卫生资源的利用。政府虽然在努力提高农村居民的保障水平,如提高报销比例,但农村医疗卫生资源匮乏的现状没有得到明显的改善,农村居民生病后仍需到城市医院医治,所花费的医疗总成本没有实质性地减少。因而,在政策倾斜于农村医疗的大政方针下,政府应该重点增加农村医疗卫生资源,完善农村医疗卫生资源的初始配置,满足农村居民的基本医疗卫生服务需求,这样才能从根本上给农民减压、排难,保障健康,从而解决农民"看病难、看病贵"的问题。

5.1.4.3　政府投入与区域内医疗卫生资源配置相关关系

从区域内医疗卫生资源的分配情况看,一类地区医疗卫生资源总量和人均拥有量都略高于二类地区,而二类地区各市医疗卫生资源配置又悬差过大。一类地区的沈阳和大连是辽宁省经济发展最快、居民消费能力最强的两个城市,常理上说,医疗消费需求高于其他二类城市是属于正常现象,但这种需求的迫高不应成为财政重点投入的理由。事实上,沈阳和大连的医疗卫生资源的质和量都高于其他各市,财政投入上也超过二类地区城市。而二类地区的阜新、朝阳和葫芦岛地区的医疗卫生资源存量偏少,从 2010 年政府对医疗卫生机构的投入看,阜新为 1.67 亿元,朝阳为 1.22 亿元,葫芦岛为 1 亿元,是全省政府投入最少的三个市。地方政府财政收入不足导致医疗卫生支出欠缺是三市政府投入低于其他市的主要原因。从维护健康公平的角度出发,辽宁省政府在医疗卫生资源配置时更应该倾向二类地区,通过宏观调控,保障全省居民的健康平等权。

5.2　医疗卫生资源利用因素

5.2.1　不同医疗卫生资源利用效率比较分析

5.2.1.1　城乡不同医疗机构医疗卫生资源利用率

城市的医疗机构包括城市医院和社区卫生机构,农村的医疗机构包括县医院和乡镇卫生院。相关统计资料表明,城市医疗机构诊疗人次、住院床日都明显高于农村。城市医疗机构 2006 年的诊疗人次是 2675.09 万人,农村是 1470.64 万人,城市是农村的 1.8 倍;2010 年城市医疗机构诊疗人次是 3798.89 万人,农村是 2282.88 万人,城市是农村的 1.7 倍数。诊疗的总人数城市医疗机构高于农村,但相差的趋势在缩小。城市中的社区卫生机构和农村的乡镇卫生院的诊疗人次在显著增加,社区卫生机构 2006 年诊疗人次是 152.15 万人,2010 年是 400.18 万人,增长一倍多;乡镇卫生院 2006 年诊疗人次是 694.16 万人,2010 年是 1256.63 万人,增长接近一倍。从住院床日看,城市医疗机构同样高于农村医疗机构,2006 年城市医疗机构住院床日是 1691.27 万天,农村医疗机构是 684.87 万天,城市是农村的 2.5 倍;2010 年城市医疗机构住院床日增加到 2638.25 万天,农村医疗机构增加到 1123.34 万天,城市是农村的 2.3 倍,有小幅下降。从出院人数分析,城市医疗卫生机构略高于农村医疗卫生机构,2006 年城市医疗卫生机构出院人数是 133.45 万人,农村是 110.66 万人,城市是农村的 1.2 倍;2010 年城市是 187.41 万人,农村是 135.45 万人,城市是农村的 1.4 倍数。五年统计数据显示,总的出院人数城乡之间变化不大。具体数据详见表 5.5。

表 5.5　辽宁省各医疗机构诊疗人次、住院床日、出院人数

年　份	合　计			城市医院			县医院		
	诊疗人次/万人	住院床日/万天	出院人数/万人	诊疗人次/万人	住院床日/万天	出院人数/万人	诊疗人次/万人	住院床日/万天	出院人数/万人
2006	4781.08	2606.92	265.45	2522.94	1679.17	133.64	776.48	488	63.83
2007	5765.91	3033.37	263.61	3003.41	1992.12	134.8	969.52	528.22	61.72
2008	6273.01	3366.53	296.29	3192.18	2128.94	146.73	1003.07	606.75	70.13
2009	6547.49	3772.25	333.41	3307.27	2346.97	162.54	1003.84	680.13	77.2
2010	6837.39	4136.37	353.85	3398.71	2606.39	184.34	1026.25	726.52	79.72

年　份	社区卫生机构			乡镇卫生院		
	诊疗人次/万人	住院床日/万天	出院人/万人	诊疗人次/万人	住院床日/万天	出院人数/万人
2006	152.15	12.1	1.81	694.16	196.87	46.83
2007	220.89	15.73	1.25	956.08	227.94	45.43
2008	314.56	24.47	2.43	1079.8	294.71	52.84
2009	323.47	33.78	2.48	1095.65	371.3	65.59
2010	400.18	31.86	3.07	1256.63	396.82	56.93

资料来源:《辽宁省"十一五"期间卫生经济发展研究报告》。

从病床使用率看,全省 2006 年平均为 64.52%,2010 年上升到 79.63%,五年间上升了 15 个百分点;病床周转次数 2006 年为 23.14 次,2010 年为 24.15 次,五年内小幅上升;平均住院天数由 2006 年的 9 天上升到 2010 年的 10.93 天。从城

乡医疗机构的病床使用率看,城市医院的使用率最高,2006 年使用率为 75.41%,社区医院为 43.57%,县医院为 56.62%,乡镇卫生院为 36.35%;2010 年病床使用率城市医院上升为 93.36%,社区医院为 45.02%,县医院为 71.22%,乡镇卫生院49.30%,病床使用率总体水平 2010 年高于 2006 年,城市医院的病床使用率接近饱和。从病床的周转次数看,各医疗机构相差不大。2006 年城市医院的周转次数为 21.58 次,社区卫生机构为 20.29 次,县医院为 25.65 次,乡镇卫生院为 29.71 次。2010 年社区卫生机构和乡镇卫生院病床周转次数下降,社区医疗卫生机构为 14.36次,乡镇卫生院24.78次;而城市医院和县医院病床的周转次数却在上升,2010 年城市医院为 23.60 次,县医院为27.71次。从平均住院天数看,从高到低依次是城市医院、县医院、社区卫生机构和乡镇卫生院,5 年间城市医院平均住院天数为 13 天,县医院为 8 天,社区卫生机构为 9 天,乡镇卫生院为 5 天。具体数据详见表 5.6。

表 5.6　辽宁省各医疗机构病床使用情况

年　份	合　计			城市医院			县医院		
	使用率/%	周转次数/次	平均住院天数/天	使用率/%	周转次数/次	平均住院次数/天	使用率/%	周转次数/次	平均住院天数/天
2006	64.52	23.14	9	75.41	21.58	11.69	56.62	25.65	6.71
2007	59.44	16.67	10.54	83.79	13.25	13.64	32.28	24.06	7.73
2008	74.85	23.30	107	86.41	21.34	13.48	67.74	27.21	8.62
2009	79.04	24.81	10.68	91.42	22.67	13.72	73.07	29.22	8.26
2010	79.63	24.15	10.93	93.36	23.60	13.32	71.22	27.71	8.42

年　份	社区卫生机构			乡镇卫生院		
	使用率/%	周转次数/次	平均住院天数/天	使用率/%	周转次数/次	平均住院天数/天
2006	43.57	20.29	5.52	36.35	29.71	3.67
2007	35.29	8.81	11.59	38.75	25.66	4.27
2008	54.22	16.64	8.68	45.13	28.38	5.20
2009	54.55	13.37	8.72	49.50	30.11	5.29
2010	45.02	14.36	8.94	49.30	24.78	6.15

资料来源:《辽宁省"十一五"期间卫生经济发展研究报告》。

从辽宁省各医疗机构每职工平均工作效率看,县医院的门急诊人次最少,2006年为 222.49 万人,城市医院为 319.36 万人,社区医院最多,为 433.23 万人,乡镇卫生院为 316.06 万人。2010 年职工平均住院床日城市医院最多,为 301.63 天,县医院为 204.69 天,乡镇卫生院为 166.7 天,社区卫生机构最少,为 70.21 天。2010 年各医疗机构职工平均住院床日与 2006 年相比均有所增加,其中社区医疗机构和乡镇卫生院住院时间仍是最短的。具体数据详见表 5.7。

表 5.7　辽宁省各医疗机构每职工平均工作效率

年　份	合　计		城市医院		县医院		社区卫生机构		乡镇卫生院	
	门急诊人人次/万人	住院床日/天	门急诊人次/万人	住院床日/天	门急诊人次/万人	住院床日/天	门急诊人次/万人	住院床日/天	门急诊人次/万人	住院床日/天
2006	303.3	151.58	319.36	197.81	222.49	122.80	433.23	50.10	316.06	96.58
2007	309.65	182.31	331.57	233.08	238.14	151.6	401.28	62.74	328.51	100.30
2008	343.36	199.76	363.76	249.58	251.26	169.11	607.26	53.03	377.82	125.90
2009	373.56	225.06	380.31	275.18	279.94	196.48	620.47	67.96	438.02	157.40
2010	378.60	241.66	381.75	301.63	281.20	204.69	628.19	70.21	455.18	166.70

资料来源:2006—2010 年《辽宁卫生统计年鉴》。

5.2.1.2　区域内医疗卫生人员工作效率

从辽宁省各市医疗机构卫生人员工作的效率数据看,2010 年全省每职工平均门急诊人次为 378.60 人,每职工平均住院床日为 241.66 天,为职工平均业务收入为 18.84 万元。一类地区沈阳和大连每职工平均门急诊人次和每职工平均业务收入均明显高于二类地区(除辽阳外),说明相同的时间内一类地区沈阳和大连每职工的工作效率较高。具体数据详见表 5.8。

表 5.8　2010 年辽宁省各市医疗卫生机构卫生人员工作效率

地　区	每职工平均门急诊人次/人	每职工平均住院床日/天	每职工平均业务收入/元
全　省	378.60	241.66	188436.30
沈　阳	415.78	218.39	173278.05
大　连	499.25	273.35	231074.02
鞍　山	290.76	238.56	129592.63
抚　顺	252.71	216.74	120208.85
本　溪	340.83	209.17	118856.76
丹　东	302.14	298.10	157624.58

续表

地 区	每职工平均门急诊人次/人	每职工平均住院床日/天	每职工平均业务收入/元
锦 州	234.62	195.86	90953.13
营 口	300.97	221.41	123742.34
阜 新	240.68	165.93	107355.07
辽 阳	532.26	340.87	182345.19
盘 锦	244.63	149.12	90548.31
铁 岭	397.7	207.84	118983.25
朝 阳	250.34	192.08	125392.22
葫芦岛	364.06	205.68	130965.82

资料来源:《辽宁省"十一五"期间卫生经济发展研究报告》。

5.2.1.3 各医疗机构医疗药品收入

2010 年辽宁省全省医疗收入小口径统计为 357.33 万元,其中医疗收入占 48.66%,药品收入占 40.61%。数据分析可知,药品收入仍是医疗机构的主要收入来源。一类地区沈阳和大连医疗药品收入分别是 57.40 万元和 54.72 万元,占辽宁省总收入的近三分之一。且药品收入均低于全省平均水平,沈阳的药品收入占39.95%,大连为 38.79%。二类地区鞍山的药品收入占比在全省是最小的,为 27.62%,这与鞍山财政补助收入全省最高(139440.42 万元)是分不开的;与鞍山形成鲜明对比的是葫芦岛,药品收入占 52.65%,为全省最高,而这与葫芦岛财政补助收入全省最低(10541.09 万元)也是分不开的。具体数据详见表 5.9。

表 5.9 辽宁省各市 2010 年医疗机构医疗药品收入情况

地 区	总收入/万元	医疗收入/%	药品收入/%
全 省	357.33	48.66	40.61
沈 阳	57.40	45.44	39.95
大 连	54.72	50.11	38.79
鞍 山	31.18	42.52	27.62
抚 顺	10.40	54.15	40.34
本 溪	11.19	44.84	40.32
丹 东	14.13	52.46	40.63
锦 州	10.40	47.95	38.48
营 口	10.78	49.89	43.57

地　区	总收入/万元	医疗收入/%	药品收入/%
阜　新	7.42	47.33	42.72
辽　阳	12.17	55.29	40.51
盘　锦	9.25	47.94	44.15
铁　岭	13.58	45.40	49.49
朝　阳	6.32	45.66	42.51
葫芦岛	9.48	43.96	52.65

资料来源:《辽宁省"十一五"期间卫生经济发展研究报告》。

5.2.2　医疗资源利用效率与医疗卫生资源配置公平相关关系分析

众所周知,医疗卫生资源作为一种特殊的稀有资源具有经济和社会的双重属性,它不仅具有很强的经济属性,同时也具有很鲜明的社会属性。因而在配置医疗卫生资源时,不仅要充分考虑其自身的经济属性,更要注意其社会属性所产生的影响力。人们在配置任何一种资源时都会追求其效益和效率的最大化,没有效率和效益的资源,严格上说不称其为资源,换句话说没有效率和效益,资源本身就没有利用的价值和可持续发展的空间。医疗卫生资源作为一种特殊资源,其本身的潜在效益和效率是不言而喻的,问题的关键是如何在充分发挥其经济价值(效率)的同时,在保障公平原则的前提下让其发挥更深刻的社会效益。

评价医疗卫生资源配置的公平合理性的角度不同,得出的结论也不同。从经济效益角度看,城市经济发达、人口集中、医疗需求与消费旺盛,把有限的医疗卫生资源投向高额利润回报的地方,理论上说并无大错,客观地说过去医疗卫生资源配置是国情和经济发展的必然产物,由于配置片面强调了经济规律和经济效益,而忽略了医疗卫生资源事关健康公平的社会属性,加之政府职能的缺失,因而导致大量的医疗卫生资源过分集中地流向经济发达的城市。而农村由于经济欠发达,尽管人口比重较大,但购买力和消费的水平偏低,因而医疗卫生资源城乡配置差异巨大是历史的必然。从社会属性的角度看,特别是中央把改善民生作为重大发展战略,把建立和提供人人享有"健康公平"与"基本医疗卫生服务"作为创新理念后,医疗卫生资源的社会属性尤显突出。新理念下医疗卫生资源配置,强调的是社会效益与经济效益的统一,是在健康公平的前提下,追求社会效益与经济效益最大化。解决辽宁城乡和区域医疗卫生资源配置的不公平、利用效率低的问题,必须在保障公平配置资源的前提下,加快结构调整,改善投资、投向结构,逐步改变城乡医疗卫生资源配置比例失调、城乡居民健康不公平的现状。

5.3　居民就医选择因素

居民就医选择直接影响医疗卫生资源的配置,了解居民就医的影响因素是医疗卫生资源合理配置的前提,因此笔者曾到辽宁北部的铁岭、辽宁中部的海城和辽宁南部的庄河进行实地调研。

5.3.1　调查的方式

具体的调研方法:一是入户问卷调查,按照已设计好的问卷对样本家庭进行入户调查;二是访谈,针对一些特殊情况作具体的访谈,如乡镇领导、医疗卫生机构负责人、村委会成员、村医及个体诊所人员、大病户等;三是召开访谈会和座谈会,主要是与县政府有关部门、医疗卫生管理部门以及确定样本的医疗卫生服务单位座谈,了解地区公共方面的情况和医疗卫生服务机构状况。

样本区域的具体选择是城区一个,乡镇三个(具体要求:贫困、相对富裕和中等水平各选择一个)。每个乡选择两个村,一般发展水平村和贫困村各一个。每个村选择 30 个样本户,贫困户或大病户 10 个,一般户 20 个。县城选择 50 个样本,城镇居民 30 份(其中必须包括 10 份慢性病户或大病户),农民工 10 份,其他非正式职业的 10 份。

调查主要采取居民问卷,发放问卷 600 份,收回有效问卷 583 份。医疗机构综合问卷发放 20 份,收回问卷 15 份;个体诊所问卷发放 30 份,收回 28 份。

5.3.2　样本特征

调查对象的年龄,主要集中在 31~60 岁,占总样本的 66.1%;从学历构成看,初中比例为 40.7%,小学毕业占 28.5%;从工作性质方面看,在农村务农占43.7%,从事个体经营占总数的 16.5%。样本如表 5.10 所示。

表 5.10　样本家庭自然情况

类　别		比　例/%
年龄(568 人)	1~20 岁	2.4
	21~30 岁	12.5
	31~40 岁	20
	41~50 岁	21.5
	51~60 岁	24.6
	61~70 岁	107
	71~80 岁	7.4
	81~90 岁	1.4
性别(582 人)	女	46.7
	男	53.3
学历(579 人)	小学以下	12.4
	小学毕业	28.5
	初中毕业	40.7
	高中毕业	7.3
	专科毕业	8.8
	大学毕业	2.1
	研究生	0.2
工作性质(569 人)	没工作过	7.9
	失业	5.6
	离退休	6.7
	个体户	16.5
	私营企业	4
	乡村务农	43.7
	乡镇企业	2
	国有企业	2
	事业单位	4.7
	其他	6.9

　　从样本家庭的经济状况来看,家庭收入在 6000 元到 40000 元的占 69.6%,有 31.2% 的家庭收入在 10000 元到 20000 元之间。样本家庭收入的来源主要以农业收入居多,其次是工资和个体经营收入,他们所占的比例分别为 41.1%、24.9% 和

19％。当问及家庭储蓄情况时,大多数家庭回答没有储蓄,占 70％左右①。具体数据如表 5.11 所示。

表 5.11　样本家庭的经济状况

类　别		比　例/％
家庭年收入(570 人)	1000 元及以下	3.7
	1001～2000 元	3.8
	2001～4000 元	5.8
	4001～6000 元	8.6
	6001～10001 元	18.8
	10001～20000 元	31.2
	20001～40000 元	19.6
	40001～60000 元	5.2
	60001 元及以上	3.3
收入来源(579 人)	工资收入	24.9
	个体经营收入	19
	农业收入	41.1
	养殖收入	0.7
	打零工收入	10.5
	子女供养	2.2
	财产收入	0.3
	其他收入	1.3
家庭储蓄(548 人)	没有储蓄	69.3
	2000 元及以下	2.7
	2001～4000 元	2.4
	4001～6000 元	2.4
	6001～10000 元	4.2
	10001～20000 元	6.6
	20001～40000 元	6.7
	40001～60000 元	2.4
	60001 元及以上	3.3

---

① 这一选项由于涉及家庭核心的隐私问题,家庭比较敏感,因而真实性可能有些缺失。

续表

类　　别		比　例/%
家庭储蓄(548人)	1000 元及以下	2.5
	1001～2000 元	4.3
	2001～4000 元	5.4
	4001～6000 元	8.6
	6001～10000 元	22.8
	10001～20000 元	34.8
	20001～40000 元	17.3
	40001～60000 元	2.7
	60001 元及以上	1.6

5.3.3　医疗保障水平

调查数据显示,约 70%的样本家庭主要参与的医疗保险是新兴农村合作医疗保险,他们人均年缴费额为 20 元,也符合政府规定的 20 元标准。但仍有 5%～8% 家庭没有参加任何保险。60%以上的家庭没有享受门诊补偿,80%以上的家庭没有发生住院补偿费用,95%以上的家庭没有得到政府和社会医疗救助。如果说大病发生是有一定概率的,那么发生补偿费用家庭的概率低也是正常的,但门诊补偿不高则反映目前新农合的受益范围十分有限,特别是医疗救助制度还未形成。在对部分特殊对象进行深度访谈中,发现有些家庭对新农合的政策不甚了解,还有的家庭认为个体诊所看病更方便,定点医疗补偿后的自费部分费用还是要高于个体诊所。具体详见表 5.12 和 5.13。

尽管目前的新农合门诊和住院实际补偿比例并不高,但对农民治病还是有很大帮助。在问及对目前医保的看法时,有 45.7%的被调查者认为对自己和家人帮助很大;有 24.1%的农民表示没有太大帮助;14.3%的人感觉报销比例太低; 4.3%的人认为重病覆盖得太少;还有近 12%的人提出报销手续复杂等问题。

表 5.12　样本家庭参与医疗保险和缴费情况

类　别		比　例/%
本人健康状况	很好	29.9
	较好	30.6
	一般	22.2
	较差	16.2
	很差	1
家人健康	很好	34.6
	较好	38.3
	一般	18.9
	较差	7.5
	很差	0.7
自己参保	城镇职工医保	10.9
	城市居民医保	3.1
	新农合医保	77
	补充医疗保险	0.2
	商业医疗保险	1.2
	工伤险	0
	没有任何保险	7.6
家人参保	城镇职工医保	13.6
	城市居民医保	2.3
	新农合医保	78.4
	补充医疗保险	0
	商业医疗保险	0.7
	工伤险	0
	没有任何保险	5
自己缴费	20 元	76.1
	41 元～60 元	3
	61 元～100 元	2.3
	101 元～200 元	2.6
	201 元～300 元	0.7
	300 元以上	6
	没交	5.6

续表

类　别		比　例/%
家人缴费	20 元	25.7
	41 元～60 元	24.2
	61 元～100 元	26.3
	101 元～200 元	6
	201 元～300 元	1.7
	300 元以上	9.8
	没交	6.3

表 5.13　样本家庭参保医疗补偿

类　别		比　例/%
门诊补偿本人占比	没有	62
	100 元及以下	24.1
	101～200 元	6.5
	201～300 元	3.6
	301～500 元	1.1
	501～800 元	0.4
	801 元及以上	2.3
门诊补偿家庭占比	没有	68
	100 元及以下	19.5
	101～200 元	7.5
	201～300 元	2.4
	301～500 元	1.1
	501～800 元	0
	801 元及以上	1.5
住院补偿本人占比	没有	80.6
	500 元及以下	5.2
	501～1000 元	4.4
	1001～2000 元	3.3
	2001～5000 元	2.6
	5001～10000 元	2.4
	10001～20000 元	1.1
	20000 元及以上	0.4

续表

类　别		比　例/%
住院补偿家庭占比	没有	83.3
	500 元及以下	5.7
	501～1000 元	3.1
	1001～2000 元	3
	2001～5000 元	2.4
	5001～10000 元	1.3
	10001～20000 元	1.2
	20000 元及以上	0
医疗救助本人占比	没有	95.3
	500 元及以下	3.6
	501～1000 元	0.7
	1001～2000 元	0.4
	2001～5000 元	0
	5001～10000 元	0
	10001 元及以上	0
医疗救助家庭占比	没有	95.6
	500 元及以下	2.7
	501～1000 元	0.4
	1001～2000 元	0.6
	2001～5000 元	0.7
	5001～10000 元	0
	10001 元及以上	0

5.3.4　就医选择

居民对疾病的处理方式:日常不适的患者多数采取自己买药的方式;患有慢性病的居民,在医生处看病和自己买药占 30% 以上;而遇到大病时,多数居民选择住院。自己买药医治疾病占有很大的比例,这与我们现在的医疗保险对门诊的补偿比例过低有关。在目前新型农村合作医疗覆盖面较大的情况下,仍有 4.4% 的慢性病和 6.4% 的日常不适的患者没有采取任何措施。他们很可能是缺乏健康知识,更有可能是经济困难。当问及就医选择及考虑因素时,被调查者对基层医疗机构表示了极大的热情,有近 90% 的居民在日常不适时,选择个体诊所和乡镇卫生院;慢性病患者在乡镇卫生院及以下机构就医的比例也在 50% 以上,选择县医院的比例为 30％，而大病选择到县医院及以上医院医治的占 90％以上。居民就医选择基层医疗机构，更多的是考虑方便和医疗费用较低，而选择县以上医院的人，多数是考虑治疗水平和医保定点。具体详见表 5.14—5.16。

表 5.14　样本家庭对疾病的处理方式占比　　　单位:％

类　别	样本量	拖　着	在医生处看病买药	看医生自己买药	自己买药	自己采用其他形式	住　院
日常不适	533	6.40	26.10	8.40	58.30	0.60	0
慢性病	360	4.40	32.20	14.70	31.90	0.60	16.10
大　病	340	0.60	2.40	1.20	2.40	4.60	88.80

表 5.15　样本家庭居民就医选择占比　　　单位:％

类　别	样本量	个体诊所	乡镇卫生院	社区医院	县医院	城市医院	其　他
日常不适	504	53.20	36.60	5.20	3.20	1.60	0.20
慢性病	351	23.10	27.30	8	30	9.10	2.60
大　病	329	0.60	6.10	1.20	46.20	44.40	1.50

表 5.16　样本家庭居民就医选择考虑的因素占比　　　单位:％

类　别	样本量	个体诊所	乡镇卫生院	社区医院	县医院	城市医院	其　他
方　便	412	59.50	32.20	6.30	1.70	0.20	0.20
服务态度好	163	33.10	34.90	16	7.40	4.90	3.70
医疗费用低	160	43.10	33.20	6.90	15.60	0.60	0.60
有熟人	65	20.10	35.10	6.20	26.20	6.20	6.20
疗效好	237	3	12.70	3.80	45.10	34.10	1.30
医保定点	142	7	31.70	9.20	20.40	29.60	2.10

综上，由于样本主要是农村居民，因而调查的结果主要说明了农村居民就医的选择状况。从调查结果可以看出，农村居民日常不适时选择自己买药的方式占比仍然很高，说明居民对医疗卫生资源的利用率偏低；居民日常不适选择到个体诊所和乡镇卫生院的占比超过 90％，其中个体诊所比例较高（53.2％）；慢性病和大病到县医院和城市医院就医比较统一，占比较高。居民的就医选择直接影响了医疗卫生资源的配置。乡镇卫生院的医疗卫生资源配置应以解决常见病为主，而县医院和城市医院应该解决慢性病和大病为主。农村居民到个体诊所看病主要是因为方便、服务态度好和就医成本低，它对满足农村居民的医疗卫生服务需求有积极的

保障作用。因而笔者认为在配置医疗卫生资源时对村卫生所(包括个体诊所)不应以资源的所有权性质为原则配置,而应以满足居民健康需求为导向。有条件的村可以投资建所、规范服务;没有条件的地方,可以通过多种形式参与或以间接购买医疗卫生服务的方式,鼓励社会资本进入医疗卫生服务领域参与医疗卫生资源配置。

第6章 辽宁省医疗卫生资源配置仿真实验

复杂系统是相对于简单系统而言的。简单系统通常是由相互作用比较弱的少量的个体对象构成的，以至于可以采用统计平均方法来研究它们的行为。复杂系统的本质特征是构成系统的元素（或叫主体）表现出某种特性，即具有能动性、适应性，而且从统计意义上来看又不能忽略这种特性。具有适应性、非线性、涌现性是复杂系统的一般特征，除此之外，系统的不稳定性、随机性强、困难等特征都是复杂系统的特征。

6.1 系统动力学

6.1.1 系统动力学建模遵循的基本原则

系统动力学能定性与定量地分析研究系统，它采用模拟技术，以结构-功能模拟为其突出特点。一反过去常用的功能模拟（也称黑箱模拟）法，从系统的微观结构入手建模，构造系统的基本结构，进而模拟与分析系统的动态行为。系统动力学依据系统的性质和特征，在构筑模型时，应遵循以下的基本原则：

6.1.1.1 系统因果关系原则

系统是处于相互作用中并与环境处于相互联系中的元素的集合体。系统元素相互作用或相互联系的规律，其具体形式一般有两种：输入输出关系和因果关系。输入、输出是一对基本矛盾，是系统的基元；因果关系主要表现为矛盾与矛盾之间的关系，是系统各部分联结在一起的纽带。

6.1.1.2 结构决定功能原则

凡系统都有结构与功能，更确切地说系统是结构功能的统一体。所谓结构是指系统内各单元之间相互联系、相互作用的方式。所谓功能，是指各单元活动的秩序,或者说是指单元本身的运动或单元间相互作用而形成的总体效应。系统动力学认为,系统外的作用并非导致系统状态变动的根源,系统行为的根源在系统内部。在特定的环境下,一个系统的功能虽然取决于它的元素,但更主要的是取决于系统的结构。系统的结构是功能的基础,有什么样的结构就有什么样的功能。同时功能也会反作用于结构,在一定条件下会导致结构的改变。系统动力学从系统的微观结构入手,将元素与元素之间、结构与子结构之间联系起来,构成一个完整的模型,具备一定的功能。

6.1.1.3　参变量敏感性原则

系统动力学认为,系统中总是有那么几个相对重要的参变量,他们对系统结构与行为影响比较大,这些参变量被称为敏感参变量。敏感参变量对干扰与涨落的反应十分敏感和强烈,一旦系统处于临界状态,涨落对这些敏感参变量的作用可能会导致系统由有序变为无序,或者是由旧的结构演变为新的结构。也就是说,这些敏感参变量的变化,可能会使主回路发生转移,并使系统的反馈回路极性发生逆转。

6.1.1.4　动态定义问题原则

系统动力学研究的是系统的动态反馈性问题。因此,最好用随时间变化的变量图来描述研究对象,借助随时间变化的图形来进行思考,从中发现重要变量的动态行为,并推论和绘制出与这些重要变量有关的其他变量的相应变化,从而比较准确、全面地把握有待研究问题的发展趋势与轮廓,为模型构筑提供参考和依据。

6.1.1.5　系统的整体行为与结构层次分析互动原则

系统是结构与行为的统一体,系统的行为是系统整体结构的行为,如果模拟系统的行为不能正确地反映真实系统的运行规律,那一定是模拟系统的结构设置不合理,需要进行调整。在分析系统的结构时,适用于分解原则;在分析系统的行为时,则拟采用综合的原则。通过分解与综合的互动,建立完善的模型。

6.1.2　系统动力学建模步骤

用系统动力学模拟复杂社会经济系统,一般都采用逐步深入的研究方法进行分析,大致分七个步骤。

6.1.2.1　问题的识别和定义

针对所要研究的系统问题,说明问题提出的背景、所涉及的系统范围、解决问题的途径以及必须掌握的基本资料和数据。

6.1.2.2　明确系统建模的目的

在了解了问题的背景范围之后,我们要明确建模的根本目的是什么。一个模型是为了研究一个具体的问题而设置的,是为了解决问题而建模,不是为了系统建模。

6.1.2.3　定性分析与边界的确定

明确研究问题中的系统变量要素的范围。根据建模目的,结合相关领域专家与实际工作者对问题的研究,形成模型变量的定性分析意见,在此基础上确定尽可能小的边界。

6.1.2.4　确定变量之间关系,构建结构图

根据对问题的研究以及目的的确定、构建各变量、常量之间的关系,写出全部的变量方程,从而建立整个流图结构模型。

6.1.2.5　仿真模拟

依据模型,将系统动力学方程及其所需参数值输入计算机进行模拟计算,通过模仿系统的行为,求出仿真结果。

6.1.2.6　模型评价

对仿真结果加以对比分析,看其是否符合系统的实际情况,能否正确反映系统的行为规律,结果数据是否可信和有规律,最终能否解决所研究的系统问题。当模拟结果不尽如人意时,可根据结果检验、分析所发现的问题,反馈到上述各有关步骤,逐步修正、调整模型及其参数,再进行模拟,直到达到满意为止。

6.1.2.7　策略分析

根据最后的仿真结果以及通过各种参数变化对系统行为的影响程度,做出相应的政策分析。

6.2　研究设计

6.2.1　研究工具——复杂系统仿真平台 AnyLogic

AnyLogic 是一种创新的建模工具平台,它是基于近十年来建模科学和信息技术中出现的最新进展而创建的。AnyLogic 能够快速地创建可视化的、灵活的、可扩展的、可复用的活动对象,这些活动对象可以是标准对象或自定义对象,也可以是 Java 对象;AnyLogic 支持几乎所有现有的离散事件和连续建模方法,例如过程流图,系统动力学,基于主体的建模、状态图、方程系统等,使用多重建模方法,能够更精确地建模和捕捉更多的事件,并针对所面临的特定问题对这些事件进行联合和调整;在建模环境中可以直接使用一组优秀的分析和优化工具。

AnyLogic 支持多种不同的建模技术。本书主要应用其中的系统动力学(System Dynamics,简称为 SD)建模方法。系统动力学仿真技术可以成功应用于多个领域,包括商业、城市、社会、生态学等系统。AnyLogic 允许使用标准的系统动力学图形符号创建复杂的动态模型。应用这一平台采用系统动力学仿真实验方法,我们就能解决利用现行手段无法科学解释的难题。

本书使用 AnyLogic6.4.1 专业版作为仿真研究平台。AnyLogic 6 仿真引擎经过重新设计和完善,运行速度比版本 5.0 提高 5 至 20 倍,并且大幅度降低了模型构造的内存占用,这对系统动力学的建模尤其重要。

6.2.2　仿真模型的基本假设

任何模型都是实际系统的抽象化,为了能够较好地分析描述实际系统,同时又尽量简化过于复杂的系统细节,做出合理的假设是十分必要的。

本模型主要基于以下基本假设:

首先,不考虑货币时间价值。任何货币都是有时间价值的,且货币的时间价值与通货膨胀率息息相关,在不影响模型精度的前提下,本书视通货膨胀率为外生变量,医疗机构的收入不考虑货币时间价值。

其次,政府对医疗卫生系统的投入将物化为各种医疗卫生资源,本模型假定医疗卫生资源的增量与政府的投入完全呈正相关。

最后,固定资产的折旧率受很多因素影响,在不影响模型准确性前提下,假定固定资产折旧率是外生变量,保持不变。

6.2.3　研究变量

本研究是在现有医疗卫生资源供给水平基础上进行优化研究,选取城市医疗卫生机构(城市医院、社区卫生机构)和农村医疗卫生机构(县医院和乡镇卫生院)为研究对象,以财政补助收入、上级补助收入、医疗收入、药品收入、其他收入、每职工平均业务、医护比收入为基础变量,以财政投入比例、固定资产投入比例、医疗卫生技术人员投入比例和远程会诊为调整参数,观测固定资产、医生数和护士数的变化情况。本书的数据来源于《辽宁卫生统计年鉴》《辽宁统计年鉴》和《中国卫生统计年鉴》。

6.2.4　研究变量类型

6.2.4.1　状态变量(state variable)

状态变量描述了系统的状态,它又可称为水平变量(level variable),状态变量反映了动态系统变量的时间累积过程。因此,在系统中可以观察状态变量在任何时间瞬时的取值,它的取值仅仅受流率变量的影响而改变。在 AnyLogic 中,状态变量用图标▫表示。

6.2.4.2　流率变量(flow variable)

流率变量描述了状态变量的时间变化,又可称为决策变量。在系统中,流率变量与状态变量之间是有密切联系的。状态变量是累加信息反馈决策所形成的行动,也就是说,状态变量是积分决策变量。令 DT 是当前时刻与前一时刻的时间间隔,如果 DT 足够小,则当前时刻的状态变量可表述为:状态变量(当前时刻)=状态变量(前一时刻)+DT×流率变量(前一时刻)。其中,DT×流率变量(前一时刻)近似地表示前一时刻与当前时刻的时间间隔上的状态变量改变值。在数学意义上,流率变量反映了导数的概念,因而它是不能被瞬时观察的。在系统中,我们只能观察到流率变量在时间段内的平均值。因此,在系统动力学模型中采用区间的平均速率来代替瞬时速率进行计算。在 AnyLogic 中,流率变量用图标◎表示。

6.2.4.3　辅助变量(auxiliary variable)

在理论上,系统动力学只需要状态变量和流率变量,加上系统的初始状态就可以确定动态系统的全部过程。但在使用上常常还需要某些中间结果,例如对系统信息量的理解或计算机仿真输出等,因而又引出了辅助变量这一概念。辅助变量用来描述位于状态和流率之间的中间变量,它位于状态变量和流率变量之间的信息通道上。本研究主要以辅助变量为主和参数构建模型。

6.2.4.4　常量(constant)

常量是指在所考虑的时间范围内变化甚微或相对不变化的系统参数(system parameter)。严格说来,绝对不变化的参数是不存在的,但对于那些变化甚微的,都可以视作常数予以处理。例如劳动生产率,虽然是变化的,但是在某种情况下仍可以把它视作常数。常量可以用间接或辅助的形式把信息输入到状态变量或流率变量。在 AnyLogic 中,常量用图标 ◎ 表示。本研究变量的类型如表 6.1 所示。

表 6.1　变量类型

类　别	状态变量	流率变量	辅助变量	常　量
城市医疗机构固定资产	城市医院医生数 城市医院护士数	城市医院固定资产投入 城市医院固定资产折旧	城市医院收入 城市医院医疗卫生技术人员投入 城市医院财政补助收入 城市医院上级财政补助收入 城市医院医疗收入 城市医院药品收入 城市医院其他收入 城市医院医疗卫生技术人员投入 城市每职工平均业务收入	城市医院固定资产投入比例 城市医院财政投入比例 城市医院医护比 城市医院固定资产折旧率
县级医院固定资产	县级医院医生数 县级医院护士数	县级医院固定资产投入 县级医院固定资产折旧	县级医院收入 县级医院医疗卫生技术人员投入 县医院财政补助收入 县级医院上级财政补助收入 县级医院医疗收入 县级医院药品收入 县级医院其他收入 县级医院医疗卫生技术人员投入 县级医院每职工平均业务收入	县级医院固定资产投入比例 县级医院财政投入比例 县级医院医护比 县级医院固定资产折旧率 县级医院接受远程会诊比例

续表

类　别	状态变量	流率变量	辅助变量	常　量
社区医院固定资产	社区医院医生数社区医院护士数	社区医院固定资产投入社区固定资产折旧	社区卫生机构收入社区卫生机构医疗卫生技术人员投入社区卫生机构财政补助收入社区卫生机构上级财政补助收入社区卫生机构医疗收入社区卫生机构药品收入社区卫生机构其他收入社区卫生机构医疗卫生技术人员投入社区卫生机构每职工平均业务收入	社区卫生机构固定资产投入比例社区卫生机构财政投入比例社区卫生机构医护比社区卫生机构固定资产折旧率社区卫生机构接受远程会诊比例
乡镇卫生院固定资产	乡镇卫生院医生数乡镇卫生院护士数	乡镇卫生院固定资产投入乡镇卫生院固定资产折旧	乡镇卫生院收入乡镇卫生院医疗卫生技术人员投入乡镇卫生院财政补助收入乡镇卫生院上级财政补助收入乡镇卫生院医疗收入乡镇卫生院药品收入乡镇卫生院其他收入乡镇卫生院医疗卫生技术人员投入乡镇卫生院每职工平均业务收入	乡镇卫生院固定资产投入比例乡镇卫生院财政投入比例乡镇卫生院医护比乡镇卫生院固定资产折旧率乡镇卫生院接受远程会诊比例

6.2.5　概念模型设计

概念模型设计是指明确系统内部各变量间的因果关系,理解整个系统的结构机制,并通过高度抽象的关系式将各变量和参数联系起来并构建概念模型图。本模型的构建充分体现了辽宁省医疗卫生资源配置的现状,各类医疗机构的医疗卫生资源相差悬殊,且城乡医疗卫生资源差距明显,因而本书所构建的模型中嵌套了四个子模型。具体概念模型如图 6.1—6.4 所示。

图中箭头表示作用关系和方向,□表示状态变量(state variable),⊠表示流率变量(flow variable),☺表示参数(parameter),◎表示辅助变量(auxiliary variable),◉表示数据集(data set),⊞表示表函数(table function)。

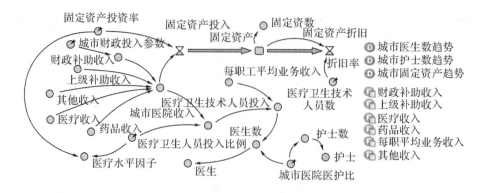

图 6.1　城市医院医疗卫生资源概念模型

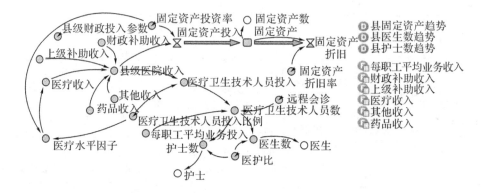

图 6.2　县医院医疗卫生资源概念模型

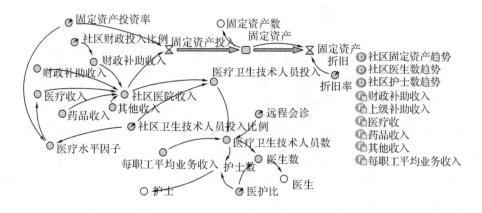

图 6.3　社区医院医疗卫生资源概念模型

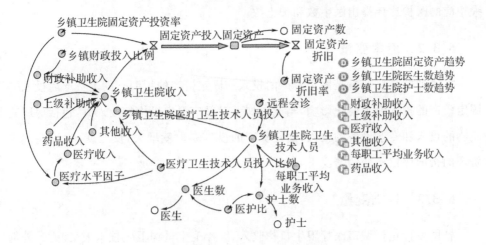

图 6.4　乡镇卫生院医疗卫生资源概念模型

6.3　研究变量的操作定义及变量间关系

6.3.1　状态变量

状态变量有固定资产、医生数和护士数,这也是本模型所要观测的变量。通过参数的调整分析城乡各医疗机构的医疗卫生资源变化情况,具体参见表 6.2。

6.3.1.1　固定资产

医疗卫生机构的固定资产包括专用设备和房屋建筑物两部分。这里的固定资产是一个流量概念,固定资产的余额等于固定资产的累计投入减去固定资产的累计折旧,这里面不考虑由于社会经济因素而需计提的固定资产减值准备。固定资产与医疗卫生机构的收入呈正相关的关系,医疗卫生机构收入增加,则固定资产增加;反之则减少。

6.3.1.2　医生数和护士数

本模型的医疗卫生技术人员数,指从事医疗卫生服务的医生数和护士数,它与固定资产具有相同的特点,随着医疗卫生机构收入的增加而增加,随着收入的减少而减少。医疗卫生技术人员数通过医疗卫生机构除以每职工业务收入而得,然后乘相应的医护比计算出医生数和护士数。

6.3.2　流率变量

本模型的流率变量是固定资产的投入和固定资产的折旧。固定资产的投入受固定资产的投入参数变化影响,当政府加大对医疗卫生机构的投入时,包括房屋建筑物的投入和专业设备的投入,固定资产的投入参数就增大,反之就减少(在固定资产的折旧假定不变的情况下)。

6.3.3　辅助变量

辅助变量包括城市医疗卫生机构收入、医疗卫生机构卫生技术人员、财政补助收入、上级补助收入、医疗收入、其他收入、药品收入、医疗卫生技术人员投入和每职工平均业务收入。医疗机构的收入由财政补助收入、上级补助收入、医疗收入、药品收入和其他收入构成,医疗卫生技术人员数由医疗卫生技术人员投入除以每职工平均业务收入得到。

6.3.4　常量

常量分为固定不变的常量和可变常量。固定不变的常量在初始给予一个固定的值,而可变常量根据优化模型的需要进行变动。不变的常量为城市医疗机构的医护比和固定资产折旧率。2010年的统计数据显示,城市医疗机构医护比已经接近1∶1,说明城市医院和社区卫生机构的医生和护士已经是最优比例了,所以他们的医护比被看作是常量。县级医院的医护比目前从统计数据上看是1∶0.6,乡镇卫生院为1∶0.63,因而农村医疗卫生机构中护士还是严重短缺的,因而在优化医疗卫生资源时,农村医疗卫生机构的医护比作为调节变量。固定资产折旧率由于不考虑货币时间价值和不计提减值准备,因而是固定不变的。

表6.2　模型变量及系统动力学方程

序号	变量及系统动力学方程	单位	变量类型
1	城市医院初始固定资产(11883113130.86)	元	初始值变量
2	县医院初始固定资产(1949307108.94)	元	初始值变量

续表

序号	变量及系统动力学方程	单位	变量类型
3	社区卫生机构初始固定资产(148056457.24)	元	初始值变量
4	乡镇卫生院初始固定资产(542227280.7)	元	初始值变量
5	城市医院医护比＝1∶1		常量
6	社区卫生机构医护比＝1∶1		常量
7	乡镇卫生院医护比＝1∶0.63		常量
8	县级医院医护比＝1∶0.6		常量
9	城市医院的固定资产折旧率＝0.03		常量
10	县医院的固定资产折旧率＝0.03		常量
11	社区卫生机构的固定资产折旧率＝0.03		常量
12	乡镇卫生院固定资产折旧率＝0.03		常量
13	城市医院固定资产＝固定资产累计投入值－固定资产累计折旧值	元	状态变量
14	县医院固定资产＝固定资产累计投入值－固定资产累计折旧值	元	状态变量
15	社区卫生机构固定资产＝固定资产累计投入值－固定资产累计折旧值	元	状态变量
16	乡镇卫生院固定资产＝固定资产累计投入值－固定资产累计折旧值	元	状态变量
17	城市医院医生数＝城市医疗卫生技术人员×城市医护比	人	状态变量
18	县医院医生数＝县医院医疗卫生技术人员×县医院医护比	人	状态变量
19	社区卫生机构医生数＝社区卫生机构医疗卫生技术人员×社区医护比	人	状态变量
20	乡镇卫生院医生数＝城市医疗卫生技术人员×乡镇卫生院医护比	人	状态变量
21	城市医院护士数＝城市医疗卫生技术人员×(1－城市医护比)	人	状态变量
22	县医院护士数＝县医院医疗卫生技术人员×(1－县医院医护比)	人	状态变量
23	社区卫生机构护士数＝社区卫生机构医疗卫生技术人员×(1－社区医护比)	人	状态变量
24	乡镇卫生院护士数＝城市医疗卫生技术人员×(1－乡镇卫生院医护比)	人	状态变量
25	城市医院固定资产增量＝城市医院收入×固定资产投资率	元	流率变量
26	县医院固定资产增量＝县医院收入×固定资产投资率	元	流率变量
27	社区卫生机构固定资产增量＝社区卫生机构收入×固定资产投资率	元	流率变量
28	乡镇卫生院固定资产增量＝乡镇卫生院收入×固定资产投资率	元	流率变量
29	城市医院固定资产折旧＝城市医院固定资产×城市固定资产折旧率	元	流率变量
30	县医院固定资产折旧＝县医院固定资产×县固定资产折旧率	元	流率变量

续表

序号	变量及系统动力学方程	单位	变量类型
31	社区卫生机构固定资产折旧＝社区卫生机构固定资产×社区卫生机构固定资产折旧率	元	流率变量
32	乡镇卫生院固定资产折旧＝乡镇卫生院固定资产×乡镇卫生院固定资产折旧率	元	流率变量
33	城市医院收入＝城市医院财政补助收入＋城市医院上级财政补助收入＋城市医院医疗收入＋城市医院药品收入＋城市医院其他收入	元	辅助变量
34	县医院收入＝县医院财政补助收入＋县医院上级财政补助收入＋县医院医疗收入＋县医院药品收入＋县医院其他收入	元	辅助变量
35	社区卫生机构医院收入＝社区卫生机构财政补助收入＋社区卫生机构上级财政补助收入＋社区卫生机构医疗收入＋社区卫生机构药品收入＋社区卫生机构其他收入	元	辅助变量
36	乡镇卫生院收入＝乡镇卫生院财政补助收入＋乡镇卫生院上级财政补助收入＋乡镇卫生院医疗收入＋乡镇卫生院药品收入＋乡镇卫生院其他收入	元	辅助变量
37	城市医院财政补助收入＝城市医院财政补助收入 Lookup Table [(2003,478.33),(2005,434.3),(2006,514.5),(2007,739.0),(2008,839.9),(2009,1572.5),(2010,1698.3)]	百万元	表函数
38	城市医院上级补助收入＝城市医院上级补助收入 Lookup Table [(2003,4.4),(2005,28.1),(2006,17.6),(2007,42.5),(2008,38.2),(2009,13.3),(2010,38.6)]	百万元	表函数
39	城市医院医疗收入＝城市医院医疗收入 Lookup Table [(2003,3691.3),(2005,5470.0),(2006,5906.7),(2007,7524.9),(2008,8972.8),(2009,10820.9),(2010,12423.8)]	百万元	表函数
40	城市医院药品收入＝城市医院药品收入 Lookup Table [(2003,2992.1),(2005,4353.8),(2006,4459.3),(2007,5523.7),(2008,6836.3),(2009,8288.1),(2010,11343.1)]	百万元	表函数
41	城市医院每职工平均业务收入＝城市医院每职工平均业务收入 Lookup Table [(2003,8.64),(2005,12.24),(2006,13.12),(2007,15.44),(2008,18.71),(2009,22.60),(2010,26.89)]	百万元	表函数

序号	变量及系统动力学方程	单位	变量类型
42	城市医院其他收入＝城市医院其他收入 Lookup Table〔(2003,99.7),(2005,97.9),(2006,113.7),(2007,149.7),(2008,148.1),(2009,162.6),(2010,176.4)〕	百万元	表函数
43	县医院财政补助收入＝县医院财政补助收入 Lookup Table〔(2003,72.6),(2005,66.5),(2006,78.1),(2007,141.6),(2008,135.3),(2009,396.4),(2010,428.1)〕	百万元	表函数
44	县医院上级补助收入＝县医院上级补助收入 Lookup Table〔(2003,3.2),(2005,1.0),(2006,1.1),(2007,6.9),(2008,3.1),(2009,4.6),(2010,4.0)〕	百万元	表函数
45	县医院医疗收入＝县医院医疗收入 Lookup Table〔(2003,707.5),(2005,989.3),(2006,1131.1),(2007,1449.3),(2008,1813.3),(2009,2157.1),(2010,2759.8)〕	百万元	表函数
46	县医院药品收入＝县医院药品收入 Lookup Table〔(2003,664.6),(2005,896.4),(2006,940.1),(2007,1115.5),(2008,1470.8),(2009,1830.4),(2010,2300.6)〕	百万元	表函数
47	县医院每职工平均业务收入＝县医院每职工平均业务收入 Lookup Table〔(2003,3.95),(2005,5.43),(2006,5.93),(2007,7.47),(2008,9.27),(2009,11.64),(2010,14.03)〕	百万元	表函数
48	县医院其他收入＝县医院其他收入 Lookup Table〔(2003,47.1),(2005,44.5),(2006,32.0),(2007,39.4),(2008,40.0),(2009,40.1),(2010,34.8)〕	百万元	表函数
49	社区卫生机构财政补助收入＝社区卫生机构财政补助收入 Lookup Table〔(2003,4.1),(2005,44.7),(2006,41.0),(2007,131.7),(2008,156.8),(2009,222.5),(2010,239.2)〕	百万元	表函数
50	社区卫生机构上级补助收入＝社区卫生机构上级补助收入 Lookup Table〔(2003,0.38),(2005,2.87),(2006,2.95),(2007,11.00),(2008,0.96),(2009,0.27),(2010,1.53)〕	百万元	表函数

续表

序号	变量及系统动力学方程	单位	变量类型
51	社区卫生机构医疗收入＝社区卫生机构医疗收入 Lookup Table [(2003,65.5),(2005,82.9),(2006,86.5),(2007,89.7), (2008,111.8),(2009,123.5),(2010,136.1)]	百万元	表函数
52	社区卫生机构药品收入＝社区卫生机构药品收入 Lookup Table [(2003,73.9),(2005,87.8),(2006,88.8),(2007,135.8), (2008,176.6),(2009,209.9),(2010,281.8)]	百万元	表函数
53	社区卫生机构每职工平均业务收入＝社区卫生机构每职工平均业务收入 Lookup Table [(2003,3.39),(2005,4.68),(2006,4.99),(2007,5.83), (2008,6.39),(2009,6.78),(2010,8.21)]	百万元	表函数
54	社区卫生机构其他收入＝社区卫生机构其他收入 Lookup Table [(2003,11.7),(2005,11.0),(2006,16.8),(2007,17.9), (2008,6.2),(2009,3.4),(2010,4.3)]	百万元	表函数
55	乡镇卫生院财政补助收入＝乡镇卫生院财政补助收入 Lookup Table [(2003,6.2),(2005,67.9),(2006,96.6),(2007,150.6), (2008,152.1),(2009,232.4),(2010,251.0)]	百万元	表函数
56	乡镇卫生院上级补助收入＝乡镇卫生院上级补助收入 Lookup Table [(2003,1.0),(2005,2.4),(2006,2.7),(2007,2.9), (2008,6.1),(2009,6.1),(2010,0.8)]	百万元	表函数
57	乡镇卫生院医疗收入＝乡镇卫生院医疗收入 Lookup Table [(2003,159.9),(2005,212.2),(2006,254.5),(2007, 309.9),(2008,403.4),(2009,479.5),(2010,456.8)]	百万元	表函数
58	乡镇卫生院药品收入＝乡镇卫生院药品收入 Lookup Table [(2003,220.0),(2005,246.4),(2006,298.8),(2007, 380.7),(2008,570.4),(2009,761.1),(2010,1200.3)]	百万元	表函数
59	乡镇卫生院每职工平均业务收入＝乡镇卫生院每职工平均业务收入 Lookup Table [(2003,1.58),(2005,2.04),(2006,2.52),(2007,3.09), (2008,4.31),(2009,5.40),(2010,6.82)]	百万元	表函数
60	乡镇卫生院其他收入＝乡镇卫生院其他收入 Lookup Table [(2003,48.3),(2005,46.9),(2006,34.4),(2007,36.2), (2008,34.8),(2009,33.3),(2010,30.6)]	百万元	表函数

注：Lookup Table 为引表。

6.4　基准实验——基于政策不变条件下的仿真实验

6.4.1　初始模型的检验

根据医疗卫生资源配置的相关关系构建的系统动力学模型,定义了变量及其关系后,将原始数据输入 AnyLogic 软件中,对辽宁省医疗卫生资源系统开始模拟仿真,其操作界面如图 6.5 所示。

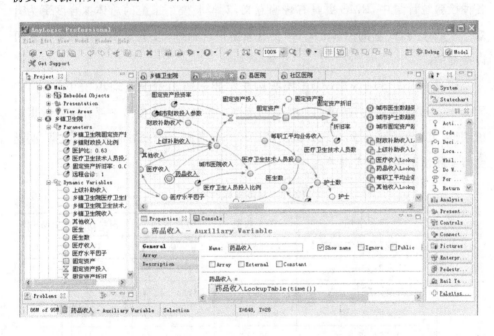

图 6.5　AnyLogic 操作界面

6.4.1.1　动态仿真操作软件

为了保证模拟数据的有效性,首先需要对仿真模型进行检验,一般这种检验通过对比模拟值与真实值数据,计算相对误差和均方百分比误差两个指标来进行。

将主要观测变量仿真数据与现实数据进行比较,计算变量的相对误差的公式为

$$a_i = (y_{ij} - \hat{y}_{ij})/\hat{y}_{ij} \quad (i=1,2,\cdots,g;j=1,2,3,4) \tag{6.1}$$

其中，y_{ij} 和 $\hat{y}_{ij}$ 分别表示第 i 个对比值在第 j 处的仿真值和实际值，g 为模型中变量的数目。一般认为，如果 $a<5\%$ 的变量数占 70% 以上并且每个变量的相对误差不大于 10%，则认为模型的总体仿真和性能较好。由于模型中各种因素之间的作用关系错综复杂，因此需要计算各仿真变量的均方百分比误差来检验模型的仿真效果。采用如下的计算方法：

$$\text{RMS}_i = \sqrt{\sum_1^n a_{ij}^2/n} \qquad \text{式 (6.2)}$$

其中，RMS_i 为第 i 个观测值的均方百分比误差，n 为样本观测个数。一般认为，在各种检验统计量中，RMS 更具有普遍意义，对检验模型系统的总体拟合度更为有效。一般认为，变量的 $\text{RMS}_i<5\%$ 表示模型拟合很好，大于 5% 小于 10% 也是可以接受的。

通过表 6.3 可以看出，仿真数据和真实数据的相对误差均小于 10%，但是 RMS 值不是非常理想，接近尚可接受的范围。主要是因为模型中部分实际数据难以获得，笔者采用基于宏观统计数据辅以理论分布假定的方法形成仿真数据，必然会与实际情况存在一定误差。

表 6.3　观测指标的检验

年 份	观测指标	真实数据	仿真数据	相对误差	RMS 值
2009	城市医院固定资产	17126806921	18590001417	0.085	0.077
	城市医院医生数	51288	47492.50449	−0.074	
	城市医院护士数	49277	53415.74277	0.084	
	县医院固定资产	2842468004	3089762720	0.087	0.061
	县医院医生数	25774	27346.40223	0.061	
	县医院护士数	15137	14486.31505	−0.043	
	社区卫生机构固定资产	349702140	381874736.9	0.092	0.075
	社区卫生机构医生数	3322	3584.492813	0.079	
	社区卫生机构护士数	3192	3364.13011	0.054	
	乡镇卫生院固定资产	1112925771	1189717649	0.069	0.081
	乡镇卫生院医生数	17495	19209.24964	0.098	
	乡镇卫生院护士数	10275	11168.60108	0.087	

资料来源：根据 2009 年《辽宁省卫生统计年鉴》整理而得。

6.4.2 基于政策不变的仿真实验结果

模型通过检验后,确定为基准模型。为保证系统仿真的准确性,本研究以 2013 年为初始时间,模拟在目前政策保持不变的条件下到 2020 年辽宁省医疗卫生资源配置的总体情况,母模型下面嵌套了四个子模型。通过系统仿真,观察辽宁省城市医疗机构、县医院、社区卫生机构和乡镇卫生院的固定资产、医生数和护士数的变化情况。

6.4.2.1 城市医院

城市医疗卫生资源总量和人均占有量均高于农村医疗卫生机构。从图 6.6 可以看出城市医院的固定资产增长趋势迅猛,而医疗卫生人力资源变化都不是特别明显。

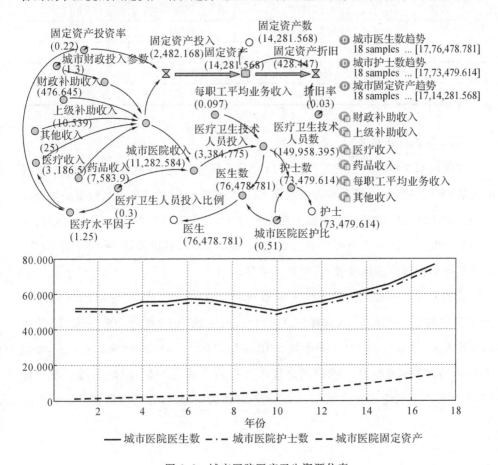

图 6.6 城市医院医疗卫生资源仿真

　　从表 6.4 城市医疗卫生资源数据可以看出,城市医疗机构固定资产 2013 年为 5105 万元,2020 年增加到 14281 万元,增幅约达 180%;医生数 2013 年为 50216 人,2020 年增加到 76479 人,增幅约为 52%;护士数 2013 年为 48247 人,2020 年为 73480 人,增幅也约是 52%。横向比较看,城市医院的固定资产增长明显快于医疗卫生人员的增长。

表 6.4　城市医疗卫生资源数据

年　份	固定资产值/亿元	医生数/人	护士数/人
2013	510531.90	50216	48247
2014	595185.10	53710	51604
2015	691592.80	55716	53531
2016	801545.00	58363	56075
2017	927215.20	61689	59270
2018	1071272.90	65755	63176
2019	1236854.60	70648	67878
2020	1428156.80	76479	73480

6.4.2.2　县医院

　　县医院是农村居民患病后获得医治的重要医疗机构,在乡镇卫生院医治不好的疾病,人们一般会选择到县医院治疗,县医院对农村居民的健康起到至关重要的作用。近年来政府对县医院的投入在逐年加大,县医院的医疗卫生资源总量仅次于城市医院。从图 6.7 中可以看出 2013 年到 2020 年,县医院固定资产增长较快,医生数和护士数增加幅度较小,变化不明显。

　　从表 6.5 县医院的医疗卫生资源数据看,2013 年固定资产为 47.3936 万元,2020 年增加到 1061631 元,增幅约达 124%;医生数 2013 年为 20729 人,2020 年为 32538 人,增幅约为 57%;护士数 2013 年为 13819 人,2020 年为 21692 人,增幅约为 57%。数据反映县医院的固定资产 8 年内有快速增长,但增长慢于城市医院;医生和护士数量增长均约 57%,略高于城市医院,具体数据详见表 6.5 所示。

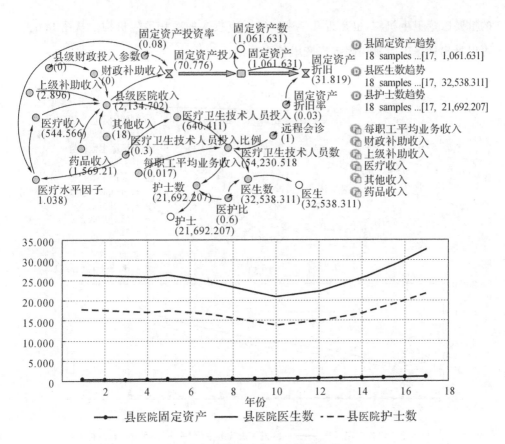

图 6.7　县医院医疗卫生资源仿真

表 6.5　县医院医疗卫生资源数据

年　　份	固定资产值/千万元	医生数/人	护士数/人
2013	473.936	20729	13819
2014	523.835	21515	14343
2015	582.253	22333	14889
2016	650.549	23867	15911
2017	730.380	25488	16992
2018	823.777	27447	18298
2019	933.147	29787	19858
2020	1061.631	32538	21692

6.4.2.3　社区卫生机构

社区卫生机构是为城市居民提供便利医疗服务的场所,是缓解居民"看病难"

的重要医疗卫生机构,也是近几年来国家重点投入的医疗卫生机构。从图 6.8 中可以看出社区卫生机构固定资产增长快速。

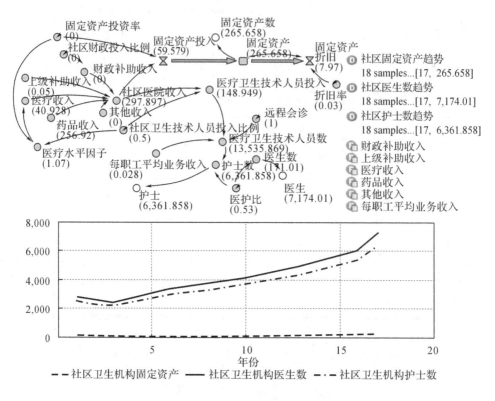

图 6.8   社区卫生机构医疗卫生资源仿真

从表 6.6 模型的数据可以看出,2013 年社区医疗卫生机构的资产总值是 71.064 千万,2020 年是 265.658 千万元,增长约 274%;医生数 2013 年为 4131 人,2020 年增加到 7174 人,增幅约为 74%;护士数 2013 年为 3664 人,2020 年增加到 6362 人,增幅也是约为 74%。社区医疗卫生机构的固定资产、医生数和护士数增幅均超过了城市医院和县医院。

表 6.6   社区卫生机构医疗卫生资源数据

年　份	固定资产值/千万元	医生数/人	护士数/人
2013	71.064	4131	3664
2014	85.374	4391	3894
2015	102.727	4672	4143

年　份	固定资产值/千万元	医生数/人	护士数/人
2016	123.805	4982	4418
2017	149.450	5320	4718
2018	180.716	5692	5048
2019	218.872	6103	5412
2020	265.658	7174	6362

6.4.2.4　乡镇卫生院

乡镇卫生院是医治农村居民多发病、常见病的主要医疗卫生机构,在保障农村居民的健康方面发挥着重要作用,在政府加大农村医疗卫生投入的趋势下,乡镇卫生院应该首先受益。从图 6.9 看出,乡镇卫生院的固定资产增长快速,医生和护士增长趋势缓慢。

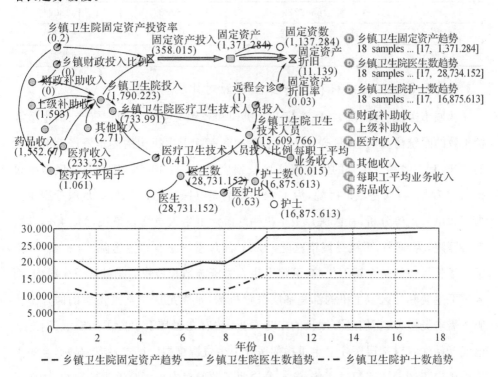

图 6.9　乡镇卫生院医疗卫生资源仿真

从表 6.7 乡镇卫生院的数据看,2013 年乡镇卫生院固定资产为 270.763 千万元,2020 年为 1371.284 千万元,增幅约为 406%;医生数 2013 年为 27946 人,2020 年为 28734 人,增幅约为 3%;护士数 2013 年为 16413 人,2020 年为 16876,增幅约为 3%。与其他医疗机构相比,乡镇卫生院的固定资产增长是最快的,但医生数和护士数增长是最慢的。

表 6.7　乡镇卫生院医疗卫生资源数据

年　份	固定资产值/千万元	医生数/人	护士数/人
2013	270.763	27946	16413
2014	342.893	27924	16400
2015	433.002	27934	16406
2016	545.748	27984	16435
2017	687.079	28078	16490
2018	864.720	28230	16580
2019	1088.236	28447	16707
2020	1371.284	28734	16876

6.4.2.5　各医疗机构医疗卫生资源对比

从城市医院、县医院、社区医疗卫生机构和乡镇卫生院的固定资产、医生数和护士数的系统仿真实验(见表 6.7)看:第一,各医疗卫生机构的固定资产都有较大的增长,其中乡镇卫生院的固定资产增长幅度最大,为 406%;其次是社区卫生机构,为 274%;再次是城市医院,为 179%;最后是县医院,为 124%。从医疗卫生人力资源增长走势分析,社区医疗卫生机构的医疗卫生人员增长最快,为 74%;其次是县医院,为 57%;再次是城市医院,为 52%;最慢的是乡镇卫生院,为 3%。固定资产增长最快的是乡镇卫生院,医疗卫生人力资源增长最快的是社区卫生机构,而乡镇卫生院和社区卫生机构都是基层医疗机构,是满足居民常见疾病的医疗卫生服务需求场所,从它们显著增长的走势看出,政府在医疗卫生资源的宏观调控上,已经开始注意对基层医疗卫生机构的医疗卫生资源配置。第二,结果显示,乡镇卫生院固定资产的增速超过 4 倍,这充分说明了政府对农村医疗卫生的重视,为满足农民健康需求积极地为农村医疗机构配置医疗卫生资源,进而促进城乡居民的健康公平。第三,从医疗卫生资源增速的高低看,乡镇卫生院的固定资产增长最快,

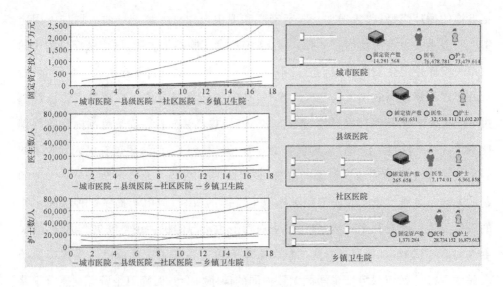

图 6.10　辽宁省医疗卫生资源仿真

但医疗卫生人力资源增长最慢,这种高低反差充分说明了固定资产和医疗卫生人力同作为资源,但其性质不同,在配置中应该采用不同的配置方法。

6.4.3　仿真实验结果分析

6.4.3.1　城乡医疗卫生资源差距继续扩大

按照目前政策不变的条件下,仿真实验的结果显示,城乡医疗卫生资源仍存在巨大差距。固定资产的差距将越拉越大,且有明显扩大的态势,医生数和护士数的差距也有小幅度增大的趋势。一方面是由于历史原因造成的;另一方面是政府对农村医疗卫生机构的投入明显不足的结果。从历史原因看,城市医疗卫生资源的历史存量就很大,城市医疗卫生资源不仅占资源总量的 80% 左右,而且绝大多数优质资源也集中在城市,这种资源的垄断与优势必然吸引大量的患者,而大量患者购买医疗卫生资源,提高了资源的使用率和利用率,加之城市居民的消费能力明显高于农村居民,在越来越多的人关注健康并把其作为最大幸福指数的时候,城市居民对医疗卫生资源的依赖和过度消费,助推了城市医疗卫生资源利润率的进一步提升。另外,医疗卫生机构从自身的利益出发,攀比扩张,使规模急剧扩大。固定资产和医疗卫生人力资源数量的剧增,也给医疗机构带来越来越多的医疗收入,形成了正反馈的循环模型:收入增加→固定资产和卫生人力资源增加→收入增加→固定资产和卫生人力资源增加。从投入看,系统仿真实验结果表明,城市医疗机构中的城市医院医疗卫生资源增幅仍居高不下,城乡医疗卫生机构差异巨大。尽管,政府近几年在不断提高农民的医疗保障水平,辽宁省新农村合作医疗覆盖率也已经超过95%,2012年补偿标准已由过去的35.92%提高到40%,政策范围内住院报销比例由68.14%提高到75%,封顶线由5万元提高到6万元,超过农民人均收入的8倍,可以看出政府对农民健康的重视,表明政府正在努力地实现健康公平。但问题的关键是尽管给予了农民使用医疗卫生资源的权利,但由于提供这种保障水平的医疗卫生资源配置不到位,农民使用医疗卫生资源的机会还是缺失。无奈,农民看病仍需要到城市,而城市看病的机会成本有可能吞噬了医疗保障水平提高给予农民的利好。如何保障城乡居民大致相同的健康机会? 医疗卫生资源配置公平是关键,是基础。要解决好这个核心问题,既应该尊重历史原因,也应该考虑现实需要,在优化方案中将农村医疗卫生资源的投入放在首位。

6.4.3.2　固定资产的增长快于医疗卫生人力资源的增长

从仿真实验结果来看,固定资产的增长明显快于医疗卫生人力资源的增长。固定资产的增长幅度中城市医院约为179%,县医院约为124%,社区卫生机构约为274%,乡镇卫生院约为406%,最慢的县医院增幅也在一倍以上,社区医院和乡镇卫生院增速超过两倍,其增速是明显的。而医疗卫生人力资源增幅中城市医院约为52%,县医院约为57%,社区卫生机构约为74%,最慢的乡镇卫生院只有约3%,明显低于固定资产的增长率。这是因为固定资产的投入见效很快,如新建医疗用房、购买专业医疗设备等,投入渠道简单、见效快,增加的固定资产可以迅速提升医疗机构接纳患者的能力、改善就医环境、提高治疗水平等,从而给医疗机构带来丰厚的收益。与固定资产相比,医疗卫生人力资源却很难在短时间快速增加,一是医疗卫生人力资源培养周期长;二是医疗卫生人力资源的投入产出比低;三是可变性大,人力资源不同于其他资源,受社会各种因素影响和制约,人力资源的可塑性和可变性会有很大的波动,如乡镇卫生院医疗卫生人力资源匮乏,而每年高等院校培养出来的医疗卫生技术人员却很少愿意去往农村,这就造成了需求旺盛、供给不足的特殊现象,这种供求难对接,直接导致了医疗卫生资源市场供求不均衡的态势。医疗卫生人力资源趋向于城市,在城市内趋向于中心医院,相比之下,社区卫生院在吸引优质医疗卫生人力资源方面处于劣势,因而城市的社区卫生机构和农村的乡镇卫生院在医疗卫生人力的配置方面需要政策扶植。让更多的新增卫生人力资源流向基层医疗机构,才能使基层的医疗卫生人力资源需求得到满足,这应是解决城乡居民的健康保障问题的重举。

综上,根据系统仿真实验结果,辽宁省医疗卫生资源进行优化配置可通过调节财政投入比例、固定资产投入比例、医疗卫生技术人员投入比例、医护比和远程会诊五个参数促进资源的合理配置,满足居民健康需求。

第7章 辽宁省医疗卫生资源配置的优化实验

7.1 优化实验的目的

辽宁省城乡医疗卫生资源配置不合理,城市医院拥有大量的医疗卫生资源,农村则较少。从城乡居民的人口比例上看,2011年《辽宁统计年鉴》数据显示,城乡居民的比例已经接近1.64:1,但医疗卫生资源的总量却相差悬殊,这导致了城乡居民健康的不公平。为确保实现"人人公平享有健康"的目标,对系统进行优化,尽力缩小城乡医疗卫生资源的差距。

7.2 优化实验的原则

在对辽宁省医疗卫生资源进行优化的过程中,既要充分考虑医疗卫生资源的社会属性,也不能忽略其经济属性,没有效率的资源配置是不可持续的。公平地保障城乡居民的健康权力,满足城乡居民对医疗卫生服务的需求是辽宁省医疗卫生资源优化的第一原则。在满足第一原则的基础上,也要正视历史,城市医疗卫生资源的历史存量巨大,在短期内实现城乡医疗卫生资源总量的绝对平均是不现实的,加之城乡居民的医疗消费能力也不相同,对医疗卫生资源的需求也不相同,因而在配置医疗卫生资源时承认城乡差异是第二原则。

7.3 政策组的筛选

基本实验的结果显示,城乡医疗卫生资源的差距显著,影响城乡医疗卫生资源配置的因素有城乡医疗机构的医疗收入、财政补助收入、上级补助收入、药品收入、其他收入、固定资产的投资比例、卫生人力资源的投资比例、固定资产的折旧率、医护比等。优化实验选择政府可调控指标，宏观上分成两类：第一类是政府直接投入比例的变化，即政府的财政补助收入比例、固定资产投入比例、卫生人力资源投入比例和医护比；第二类是优质医疗卫生资源共享比例，即远程会诊比例。城乡医疗卫生资源配置差异问题需要多渠道解决，远程会诊既可以将城市优质资源下沉，实现资源共享，提高优质资源的利用率，同时又可使农村居民就近利用城市优质资源，这不仅降低了农村居民的看病成本，而且在一定程度上解决了"看病难，看病贵"的问题。同时，从资源配置角度看，变相增加了农村的医疗卫生资源，在一定程度上缓解了当前城乡医疗卫生资源配置上的不公平。优化实验分三组进行。第一组，增加政府财政投入比例，改变各医疗卫生机构的财政投入比例，其他指标保持不变，观测指标的变化情况；第二组，保持财政投入比例不变，改变固定资产投入比例、医疗卫生人力资源投入比例、医护比、远程会诊比例，观测指标的变化情况；第三组，财政投入比例、固定资产投入比例、医疗卫生人力资源投入比例、医护比、远程会诊比例同时变化，观测指标的变化情况。

7.4　优化实验结果

政府医疗卫生"十二五"规划的目标是降低居民个人的医疗支付比例，按照国际通行的标准个人支付比例不超过30％。在社会支出保持不变的条件下，政府的医疗卫生支出将增加一倍，达到医疗卫生总费用的45％，社会支出保持不变（占比为34％），居民个人支出将降低到30％以下，达到21％。优化实验在政府医疗卫生投入增加一倍的基础上，对各医疗机构的投入比例进行调整，同时对各医疗卫生资源的投入比例进行调解，观测医疗卫生资源的变化趋势。

7.4.1　第 1 组优化实验

调节医疗机构财政投入比例，城市医院财政补助收入比例减少20％，县医院财政补助收入比例增加100％，社区卫生机构财政补助收入比例增加100％，乡镇卫生院财政补助收入比例增加 100%，其他参数保持不变，观测固定资产、医生数和床位数的变化情况。

7.4.1.1　城市医院

实验 1 的结果显示，城市医院的医疗卫生资源小幅度增加，2020 年固定资产14503.860 千万元，与原始仿真结果相比增加约 1.56%；城市医生数和护士数2020 年分别是 77806 人和 74755 人，与原始仿真结果相比都增加约 1.74%。2020年的数据与 2013 年数据对比分析，固定资产环比增加约 1.83 倍，医生数和护士数环比增加约 51%。虽然城市医院的投入同比减少约 20%，但城市医院的医疗卫生资源仍有增加，见图 7.1、表 7.1。究其原因：一是城市医院的财政补助收入比例减少约 20%，但其投入的总比例仍占 40%，投入的绝对额仍是最高的；二是城市医院的医疗收入和药品收入占医院的收入比例较高，它对医疗卫生资源的投入也产生重大影响，因而城市医疗卫生资源总体呈现小幅上涨趋势。

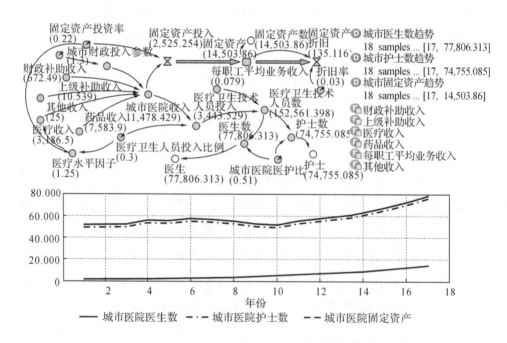

图 7.1　城市医院医疗卫生资源变化趋势

表 7.1　城市医院的医疗卫生资源

年　　份	固定资产值/千万元	医生数/人	护士数/人
2013	5116.395	51551	49529
2014	5989.906	55059	52900
2015	6980.252	57038	54801
2016	8108.016	59670	57330
2017	9394.385	62990	60520
2018	10866.388	67058	64428
2019	12555.494	71960	69138
2020	14503.86	77806	74755

7.4.1.2 县医院

实验 1 的结果显示,2013—2020 年县医院的医疗卫生资源增长较快,2020 年

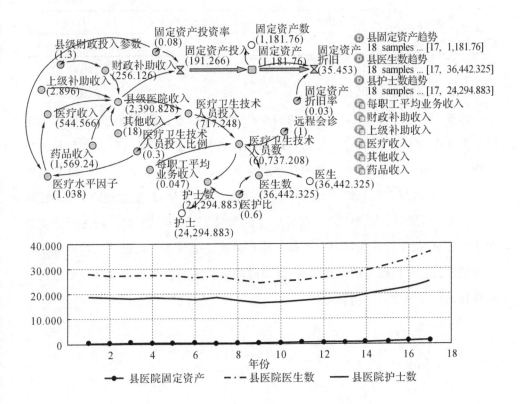

图 7.2　县医院医疗卫生资源变化趋势

固定资产为 1181.760 千万元,与原始仿真结果相比上涨约 11.32%;医疗卫生人力资源与原始仿真结果相比上涨了约 12%,快于城市医疗卫生资源增长 0.68 个百分点,见图 7.2、表 7.2。说明在实验 1 的条件下,县医院的医疗卫生资源变化还是比较明显的。2020 年的数据与 2013 年数据对比分析,固定资产环比增加约 1.38 倍,医生数和护士数环比增加约 46.7%。

表 7.2　县医院的医疗卫生资源

年　份	固定资产值/千万元	医生数/人	护士数/人
2013	497.246	24842	16561
2014	559.118	25502	17001
2015	629.607	26198	17466
2016	710.816	27720	18480
2017	804.283	29322	19548
2018	912.158	31284	20856
2019	1036.907	33649	22432
2020	1181.760	36442	24295

7.4.1.3　社区卫生机构

实验 1 结果显示,社区卫生机构的医疗卫生资源增长最为快速,2020 年固定资产为 555.066 千万元,与原始仿真结果相比增长约 108.94%;医生数和护士数分别为 13316 人和 11808 人,与原始仿真结果相比增长约 85.61%。2020 年的数据与 2013 年数据对比分析,固定资产环比增加约 3.75 倍;医生数和护士数环比增加约 8.56%,见图 7.3、表 7.3。在实验 1 的结果下,社区卫生机构的医疗卫生资源增长显著,说明社区医疗卫生资源与政府财政补助收入密切相关。财政补助收入占社区卫生机构收入的比重较大,因而财政对社区卫生机构的投入引致社区卫生机构的医疗卫生资源增长迅猛。

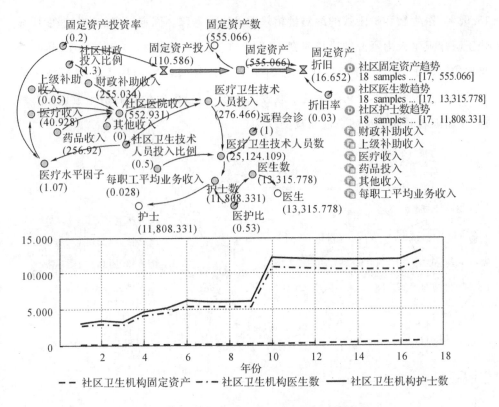

图 7.3 社区卫生机构医疗卫生资源变化趋势

表 7.3 社区卫生机构的医疗卫生资源

年 份	固定资产值/千万元	医生数/人	护士数/人
2013	116.938	12266	10877
2014	161.735	12107	10736
2015	209.390	11987	10630
2016	262.969	11920	10571
2017	322.875	11898	10551
2018	390.497	11931	10580
2019	467.239	12020	10659
2020	555.066	13316	11808

7.4.1.4 乡镇卫生院

实验 1 的结果显示,乡镇卫生院固定资产呈上升趋势,医生数和护士数呈先升后降的趋势。与原始仿真结果相比,乡镇卫生院 2020 年固定资产值为 1694.298 千万元,同比增长为 23.56%;医生数为 33310 人,护士数为 19563 人,同比增长约

15.93％,医生数和护士数的绝对量相差还是比较悬殊。固定资产的增长速度明显快于医疗卫生人力资源的增长速度,见图 7.4、表 7.4。从 2020 年与 2013 年的结果比较,2020 年固定资产环比增加约 4.27 倍,而医生数和护士数环比减少约 18.28％,这说明虽然乡镇卫生院财政投入增加一倍,但医生数和护士数也没有增加,反而随着时间的推移在逐渐减少。

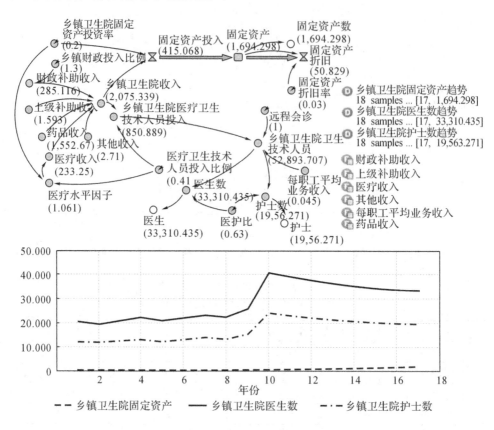

图 7.4　乡镇卫生院的医疗卫生资源变化趋势

表 7.4　乡镇卫生院的医疗卫生资源

年　份	固定资产值/千万元	医生数/人	护士数/人
2013	321.380	40759	23938
2014	427.646	38984	22895
2015	551.638	37481	22012
2016	700.736	36225	21275
2017	880.385	35192	20668

续表

年　份	固定资产值/千万元	医生数/人	护士数/人
2018	1098.684	34371	20186
2019	1365.353	33748	19820
2020	1694.298	33310	19563

7.4.1.5　实验结果比较分析

在实验 1 的条件下，城乡医疗卫生资源均出现了上涨的趋势，但城乡医疗卫生资源的差距有缩小的迹象，如图 7.5 所示，原始仿真结果显示城市医疗固定资产总量是农村的 13.45 倍，由此可见，实验 1 的政策调节对城乡医疗卫生资源差距的效果是显著的。从各医疗卫生机构的医疗卫生资源变化情况看，社区卫生机构的医疗卫生资源增长最为快速，其次是乡镇卫生院①的固定资产增加速度，然后是县医院和城市医院的医疗卫生资源。社区卫生机构的医疗卫生资源快速增加的主要原因是财政补助收入占其总收入的比重较大，当财政补助收入增加时，社区卫生机构的收入就显著增加，其医疗卫生资源也就相应增加。而城市医院和县医院的财政

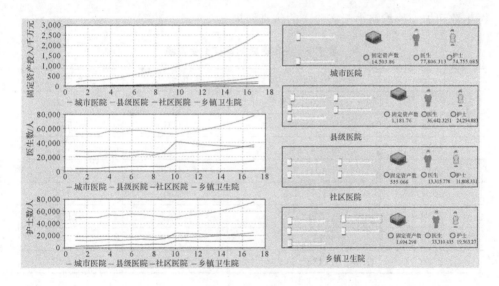

图 7.5　各医疗机构的医疗卫生资源趋势

---

①　乡镇卫生院的医疗卫生人力资源呈现下降趋势。

补助收入占比相对较小。其医疗卫生资源对财政补助收入的依赖程度较小,尤其是城市医院,虽然财政投入同比例减少很多,但医疗卫生资源仍出现上涨趋势,其原因就在于此。

7.4.2　第 2 组优化实验

在财政补助收入不变的条件下,城市医疗机构固定资产投入比例不变,县医院固定资产投入比例增加 200%,社区卫生机构固定资产投入比例增加 100%,乡镇卫生院固定资产投入比例增加 100%;医疗卫生人力投入城市医院不变,县医院增加 20%,社区卫生机构不变,乡镇卫生院增加 10%;医护比均调整为 1.01∶1;远程会诊均增加 100%。观测固定资产、医生数和床位数的变化情况。

7.4.2.1　城市医院

如表 7.5、图 7.6 所示,由于实验 2 对城市医疗卫生的财政补助收入、固定资产的投入比例、卫生人力资源的投入比例都保持不变,因而实验 2 的结果与初始仿真结果一致,城市医院医疗卫生资源保持不变。与实验 1 的结果相比,固定资产、医生数和护士数均略小于实验 1 的仿真结果。

表 7.5　城市医院的医疗卫生资源

年　份	固定资产值/千万元	医生数/人	护士数/人
2013	5105.319	50216	48247
2014	5951.851	53710	51604
2015	6915.928	55716	53531
2016	8015.450	58363	56075
2017	9272.152	61689	59270
2018	10712.729	65755	63176
2019	12368.546	70648	67878
2020	14281.568	76479	73480

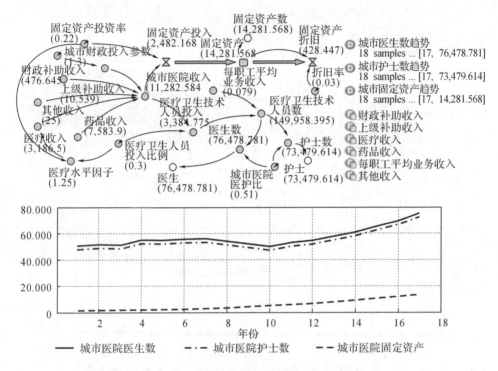

图 7.6　城市医院的医疗卫生资源变化趋势

7.4.2.2　县医院

在实验 2 中将县医院的固定资产投入比例增大 2 倍,同时远程会诊增加了 1.1 倍,如图 7.7 和表 7.6 所示,县医院的固定资产在 2020 年达到了 1964.104 千万元,与原始仿真实验相比增长了约 85%。医疗卫生人力资源投入比和医护比均调整后,2020 年医生数为 40744 人,护士数为 39146 人,与原始仿真实验相比,医生数同比增长约 25%,护士数同比增长约 80%。2020 年数据与 2013 年数据比较,2020 年的固定资产环比增长约 1.65 倍,医生数和护士数环比增长约 56%。实验 2 与实验 1 结果对比分析,固定资产、医生数和护士数均有不同幅度的增长,说明实验 2 的调节对县医院的医疗卫生资源的增长更为有效,其原因在于大幅度增加了县医院的固定资产投入比例,使县医院固定资产总量增加显著,同时对医护比的调整使医疗卫生人力资源中护士数比例增加显著,因而县医院的护士数增加也相对较快。实验 1 只是增加了财政投入比例,而财政投入占县医院的总收入并不是很大,对医疗卫生资源的影响就相对较小,其效果显然不如直接增加固定资产和医疗卫生人力资源投入比例显著。

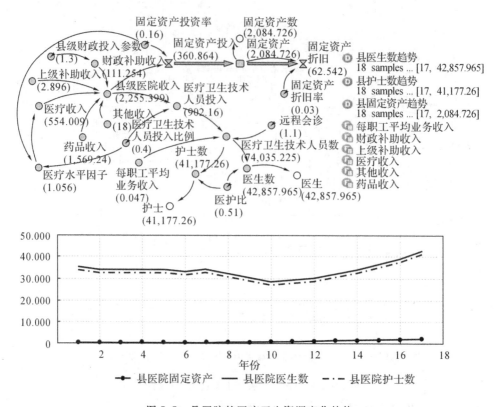

图 7.7   县医院的医疗卫生资源变化趋势

表 7.6   县医院的医疗卫生资源

年　份	固定资产值/千万元	医生数/人	护士数/人
2013	741.926	26042	25020
2014	848.772	27017	25958
2015	972.526	28032	26933
2016	1115.915	29942	28768
2017	1282.253	31961	30708
2018	1475.609	34401	33052
2019	1700.797	37316	35852
2020	1964.104	40744	39146

7.4.2.3　社区卫生机构

从实验 2 的结果看,如图 7.8 和表 7.7 所示,与原始仿真结果比较,在社区卫生机构固定资产增加 1 倍,远程会诊增加 1 倍,医疗卫生人力投入不变的条件下,

2020 年固定资产总量达到 524.850 千万元,医生数为 7613 人,护士数为 7315 人。2020 年的数据与 2013 年数据对比分析,固定资产环比增加约 2.96 倍,医生数和护士数环比增加约 73.18%。实验 2 与实验 1 对比的结果看,实验 2 的医疗卫生资源同比均有减少,固定资产减少 7.8 个百分点,医生数减少 46 个百分点,护士数减少 41 个百分点。说明在社区卫生机构的医疗卫生资源配置上,实验 1 的政策方案对社区卫生机构的医疗卫生资源影响更为显著,其原因在于社区卫生机构对财政投入的依赖程度较大,财政投入加大后社区卫生机构的收入快速增加,而社区收入的大部分用于固定资产和医疗卫生人力的投入,从而导致其医疗卫生资源的快速增加。

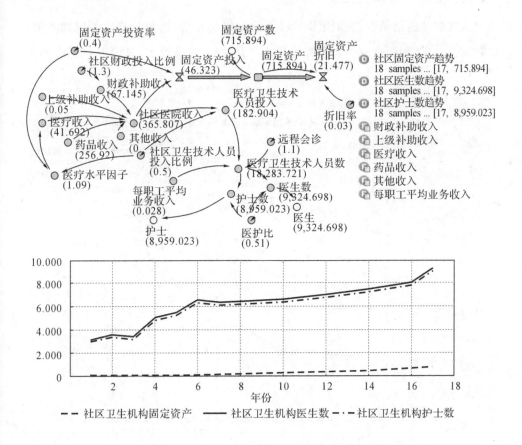

图 7.8　社区卫生机构的医疗卫生资源变化趋势

表 7.7　社区卫生机构的医疗卫生资源

年　份	固定资产值/千万元	医生数/人	护士数/人
2013	132.373	4396	4223
2014	161.444	4670	4487
2015	196.606	4967	4772
2016	239.223	5294	5087
2017	290.98	5651	5430
2018	353.988	6045	5808
2019	430.785	6479	6225
2020	524.850	7613	7315

7.4.2.4　乡镇卫生院

从实验 2 的结果看,在固定资产投入比例增加 1 倍、远程会诊比例增加 1 倍,医护比为 0.51 和医疗卫生人力资源投入增加 10% 的基础上,乡镇卫生院的固定

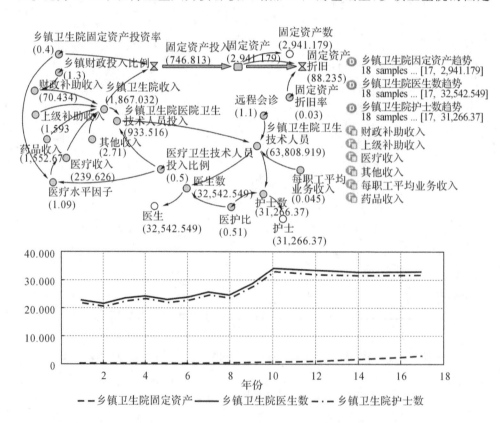

图 7.9　乡镇卫生院的医疗卫生资源变化趋势

资产增加了近 1 倍,如图 7.9 和表 7.8 所示,2020 年达到 2738.186 千万元,医生数为 31315 人,护士数为 30087 人。2020 年的数据与 2013 年数据对比分析,固定资产环比增加了约 4.2 倍,医生数和护士数环比增加了约 2.4%。实验 2 反映出在固定资产投入比例增加一倍时,乡镇卫生院的固定资产增长迅速,而乡镇卫生院在远程会诊和医疗卫生人力资源投入增加且调整医护比后,护士数限制增长,医生增长相对缓慢。实验 2 与实验 1 结果对比显示,固定资产和护士数均有增加,而医生数有所下降。

表 7.8　乡镇卫生院的医疗卫生资源

年　份	固定资产值/千万元	医生数/人	护士数/人
2013	522.153	30577	29377
2014	668.146	30535	29338
2015	850.217	30528	29331
2016	1077.693	30564	29365
2017	1362.479	30649	29447
2018	1720.034	30798	29590
2019	2169.496	31017	29801
2020	2738.186	31315	30087

7.4.2.5　实验结果比较分析

通过调整固定资产的投入比例,县医院、社区卫生机构和乡镇卫生院的固定资产具有大幅度增加的趋势,如图 7.10 所示。从医疗卫生人力资源的投入看,由于增加了投入的同时改变了医护比,县医院、社区卫生机构和乡镇卫生院的医生数和护士数均有增加,在医护比 1.01∶1 接近相等情况下,护士人数增加是显著的。从实验 2 的结果看,城乡医疗卫生资源的差距仍在缩小,说明实验 2 的效果好于实验 1。

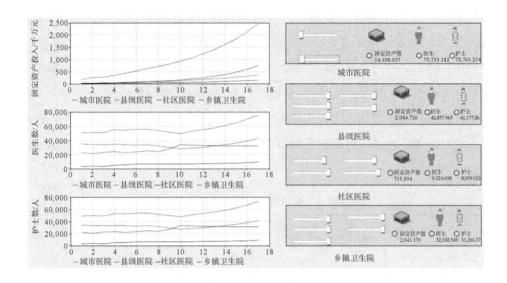

图 7.10　各医疗机构的医疗卫生资源变化趋势

7.4.3　第 3 组优化实验

城市医院财政补助收入比例减少 20%,县医院财政补助收入比例增加 100%,社区卫生机构财政补助收入比例增加 100%,乡镇卫生院财政补助收入比例增加 100%;城市医疗机构固定资产投入比例不变,县医院固定资产投入比例增加 200%,社区卫生机构固定资产投入比例增加 100%,乡镇卫生院固定资产投入比例增加 100%;城市医疗机构固定资产投入比例不变,县医院固定资产投入比例增加 200%,社区卫生机构固定资产投入比例增加 100%,乡镇卫生院固定资产投入比例增加 100%;医疗卫生人力投入城市医院不变,县医院增加 20%,社区卫生机构不变,乡镇卫生院增加 10%;医护比均调整为 1.01∶1。远程会诊均增加 100%。观测固定资产、医生数和床位数的变化情况。

7.4.3.1　城市医院

从实验 3 的结果看,如图 7.11 和表 7.9 所示,在财政投入整体增加一倍的基础上,城市医院的财政投入相对减少 20%,其他各项参数保持不变,其政策调节参数与实验 1 相同,因而其实验结果与实验 1 的城市医院的仿真结果也是相同的,在这里就不再重复分析。

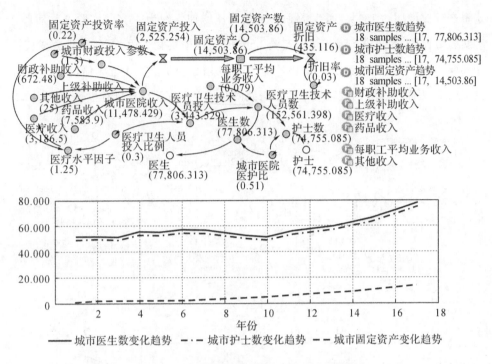

图 7.11　城市医院的医疗卫生资源变化趋势

表 7.9　城市医院的医疗卫生资源

年　份	固定资产值/千万元	医生数/人	护士数/人
2013	5116.395	51551	49529
2014	5989.906	55059	52900
2015	6980.252	57038	54801
2016	8108.016	59670	57330
2017	9394.385	62990	60520
2018	10866.388	67058	64428
2019	12555.494	71960	69138
2020	14503.860	77806	74755

7.4.3.2　县医院

从实验 3 的结果分析,如图 7.12 和表 7.10 所示,县医院的固定资产、医生数和护士数均出现了快速增长的趋势。与原始仿真数据相比,固定资产 2020 年为 2204.362 千万元,同比增加了 107.64%;医生数为 45611 人,同比增加了约 40.18;护士数为 43822 人,同比增加了约 102.02%。2020 年的数据与 2013 年数据相比,固定资产环比增加约 180％,医生数和护士数环比增加均约为 46％。实验 3 与实验 1 和实验 2 比较,固定资产增长快于实验 1 近 1 倍,快于实验 2 约 20％;医生数增长快于实验 1 约 30％,快于实验 2 约 15％;护士数的增长快于实验 1 近 1 倍,快于实验 2 约 20％。因而实验 3 的政策调节对县医院的医疗卫生资源增长具有显著效果。

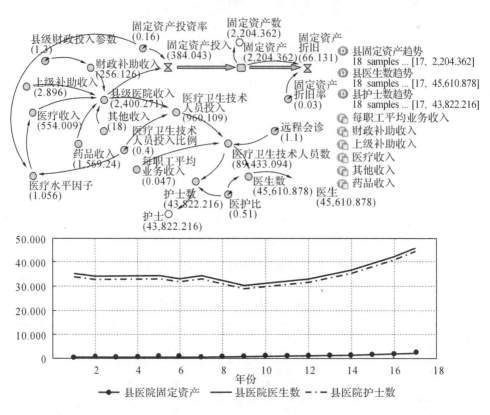

图 7.12 县医院医疗卫生资源变化趋势

表 7.10 县医院的医疗卫生资源

年　份	固定资产值/千万元	医生数/人	护士数/人
2013	788.546	31169	29947
2014	919.337	31988	30734
2015	1067.234	32850	31562
2016	1236.449	34746	33384
2017	1430.059	36740	35299
2018	1652.370	39184	37648
2019	1908.317	42130	40478
2020	2204.362	45611	43822

7.4.3.3　社区卫生机构

从实验3的结果分析,如图7.13和表7.11所示,社区卫生机构的固定资产、医生数和护士数均呈现快速上升的趋势。与原始仿真数据相比,2020年社区卫生机构的固定资产为1014.618千万,同比增长了约281.93%;医生数为11922人,同比增长了约66.18%;护士数为11454人,同比增长了约80.04%。2020年数据与2013年对比,固定资产同比增长了约3.83倍,医生数和护士数同比也增长了约12.27%。实验3与实验1和实验2的对比分析,实验3固定资产增长快于实验1和实验2的2倍多;医生数增速与实验1基本相同,大于实验2约60%;护士数增长快于实验1约10%,快于实验2约80%。

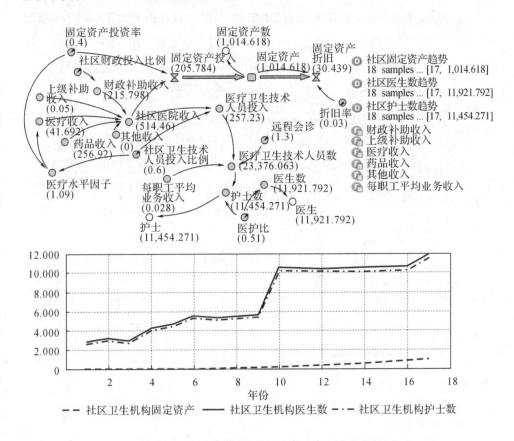

图 7.13　社区卫生机构的医疗卫生资源变化趋势

表 7.11　社区卫生机构的医疗卫生资源

年　份	固定资产值/千万元	医生数/人	护士数/人
2013	210.006	10619	10203
2014	290.671	10528	10115
2015	377.111	10472	10061
2016	474.730	10462	10052
2017	584.468	10494	10082
2018	709.001	10575	10160
2019	851.098	10708	10288
2020	1014.618	11922	11454

7.4.3.4　乡镇卫生院

从实验 3 的结果看,乡镇卫生院的固定资产、医生数和护士数均出现了快速增长,固定资产和护士数增速均超过了 1 倍。从图 7.14 可以看出,乡镇卫生院的医疗卫生人力资源出现了快速增长后有小幅度下降趋势,但总体仍是趋于增长的。

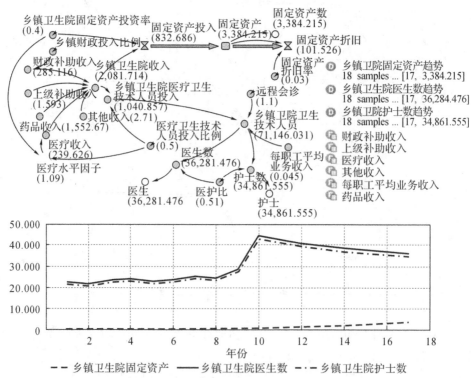

图 7.14　乡镇卫生院的医疗卫生资源变化趋势

与原始仿真数据相比,如表 7.12 所示,2020 年乡镇卫生的固定资产为 3384.215 千万元,同比增加了约 146.79%;医生数为 36284 人,同比增加了约 26.28%;护士为 34862 人,同比增加了约 106.58%。2020 年的数据与 2013 年的数据相比,固定资产环比增加约 4.43 倍,医生数和护士数环比减少约 18.44%。实验 3 与实验 1 和实验 2 对比分析,实验 3 的固定资产的增长高于实验 1 近 1 倍,高于实验 2 约 50%;医生数实验 3 的增长高于实验 1 约 10%,高于实验 2 约 15%;护士数实验 3 高于实验 1 约 90%,高于实验 2 约 30%。

表 7.12　乡镇卫生院的医疗卫生资源

年　份	固定资产值/千万元	医生数/人	护士数/人
2013	623.388	44491	42747
2014	837.652	42545	40877
2015	1087.490	40895	39291
2016	1387.670	39514	37964
2017	1749.091	38374	36869
2018	2187.962	37466	35997
2019	2723.728	36774	35332
2020	3384.215	36284	34862

7.4.3.5　实验结果比较分析

实验 3 结果显示,城乡医疗卫生资源的差距进一步缩小,如图 7.15 所示。原仿真实验结果显示,城市固定资产总量是农村固定资产总量的 13.45 倍,综上说明,仿真实验 3 的结果要好于实验 1 和实验 2。

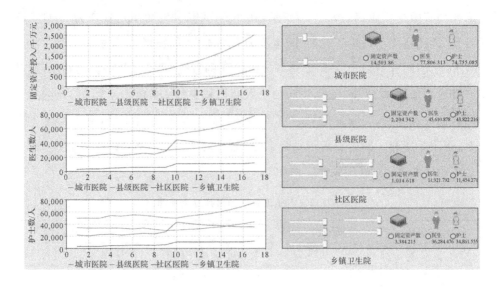

图 7.15　各医疗机构的医疗卫生资源变化趋势

7.5　优化实验小结

7.5.1　实验小结

通过实验 1 至实验 3 的调整,辽宁省医疗卫生资源城乡医疗卫生资源的差距有明显缩小的趋势。实验 1 调整财政补助收入的投入总量和投入比例,结果显示社区卫生机构的医疗卫生资源增长最为显著。实验 2 在城市医院的医疗卫生资源投入比例保持不变的情况下,调整了县医院、社区卫生机构和乡镇卫生院的固定资产投入比例、医疗卫生人员的投入比例和远程会诊比例,结果显示社区卫生机构的医疗卫生资源和乡镇卫生院的固定资产出现了快速上涨的趋势。实验 3 将政府财政投入总量和投入比例、固定资产投入比例、医疗卫生人力资源投入比例、医护比和远程会诊比例同时调整,结果显示县医院的固定资产增长最为显著,其次是乡镇卫生院和社区卫生机构,最慢的是城市医院;护士数增长最快的是乡镇卫生院,其次是社区卫生机构和县医院,最慢的是城市医院。医生数增长最快的是社区卫生机构,其次是县医院和乡镇卫生院,最后是城市医院。综合对比分析,城乡医疗卫生资源的差距在逐步缩小,2011 年《辽宁统计年鉴》显示辽宁省城乡人口比例为 1.64∶1,从实验 3 的优化结果看,固定资产的比例为 6.58∶1,高于城乡人口比例较多,医疗卫生人力资源比例为 1.71∶1,已经接近于城乡人口比。

7.5.2 有关优化实验的思考

实验 1 至实验 3 逐步对城乡医疗卫生资源进行优化研究,分析不同政策对辽宁省医疗卫生资源的影响程度,寻找到最佳的优化组合方案。从实验 3 的优化结果看,2020 年城乡医疗卫生资源的差距可明显缩小、公平性有所提高,实验结果是比较理想的。

实验 3 中将财政投入调整总量增加了一倍,县医院、社区卫生机构和乡镇卫生院的投入比例增加了一倍,同时对固定资产、医疗卫生人力资源、医护比和远程会诊均进行了调整。实验 3 的调整方案已经是短期内的最大程度调整。实验结果显示:①城乡医疗卫生资源差距虽然在缩小,但仍没有达到最佳的平均状态。由于城市医疗机构的医疗卫生资源存量非常大,农村医疗机构的医疗卫生资源要想在短期内赶上城市医疗机构的资产数量是不现实的。②财政补助收入总量上已经增长了一倍,按测算水平,医疗机构财政补助收入增加一倍,则政府的医疗卫生支出将增加一倍,政府医疗卫生支出增加一倍后将达到卫生总费的一半左右,且医疗卫生费用呈逐年快速上涨的趋势,对于政府支出来讲也是压力较大的,到 2020 年翻倍的医疗卫生支出投入对政府来说也已经是一个极限数字了。县医院、社区卫生机构和乡镇卫生院作为基层医疗卫生机构,满足城乡居民最基本的医疗卫生服务需求,政府财政补助收入应该是其主导收入,关键的问题是如何调整各医疗机构的投入比例,使其更好地满足城乡居民对医疗卫生资源的需求,进而促进健康公平。短期看,进行大幅度的调整不利于各医疗机构的发展,另外缺乏相关具有说服力的数据。因而笔者通过对辽宁省卫生厅、民政局,沈阳市卫生局和抚顺市卫生局、盛京医院、抚顺矿务局医院等的相关专家进行访谈,将县医院、社区卫生机构和乡镇卫生院的财政投入比例普遍增加一倍,将城市医院的财政投入比例减少 20% 进行试验。实验结果显示对于基层医疗卫生机构的医疗卫生资源增长是非常有利的,但对更长远的优化医疗卫生资源增长,其比例的确定还应该更具有科学性。③在优化医疗卫生资源时,我们做了一个假设,假设医疗机构的收入增加,则固定资产和医疗卫生人力资源就会增加。从现实中看,这种假设是有偏颇的,医疗机构收入增加短期内可以购买大量的固定资产,固定资产数量将会出现快速增长,但医疗卫生人力资源则不一定会是这样,它受很多因素的影响。首先医疗卫生人力资源的培养周期相对较长,加之实践经验的积累对于医疗卫生人才成长的重要性,导致了一些医学院毕业的学生不愿意到基层医疗服务机构工作,尤其是农村乡镇卫生院。不仅因为那里的生活条件、工资收入、基础设施和未来子女的教育等都远不及城市,更重要的是技术业务水平的提高受到了环境的制约,因而即使从农村出来的大学生也不愿意再回到农村卫生机构工作①。每年辽宁省培养出大量的医疗卫生技术人才,但真正愿意到基层医疗卫生机构工作的人员却寥寥无几。因而优化医疗卫生资源,首先要从政策层面上解决农村基层医疗卫生人员的后顾之忧,创造良好的保障环境,吸引更多的优秀人才到基层,到农村。其次配置先进的医疗设备,如果没有居民可以信赖的医疗卫生技术人员,医疗设备就只能是单纯意义上的机器,是个摆设,而构不成真正意义上的医疗卫生资源,医疗卫生的物力和人力资源必须相辅相成,才能真正地解决居民"看病难、看病贵"的问题。④从优化实验方案看出,不同的医疗机构配置医疗卫生资源的途径是不同的,同样的调节方式对不同医疗卫生机构的医疗卫生资源增长的影响是不同的,因而在优化辽宁省医疗卫生资源时,我们应因地制宜,政府的宏观调控和市场机制共同作用,促进资源配置趋于公平合理,进而保障广大居民的健康公平。

---

① 笔者曾经在与中国医大的一名研究生交谈中了解到,医疗卫生技术人员的医疗技术水平与其实践经验是密切相关的,他表达了强烈希望留在沈阳大医院的愿望,他说如果到"小"医院几年以后与大医院的医生相比差距就会非常大,因为见过的病例种类很少,接触的患者很少,这对医疗技术水平的提高是非常不利的。

第8章 辽宁省医疗卫生资源配置
的思考与建议

8.1 有关医疗卫生资源配置的思考

随着对辽宁省医疗卫生资源配置研究的逐步深入,从仿真实验中得到的结果让我开始审视最初做的辽宁省医疗卫生资源配置的方案,更加深入地思索辽宁省医疗卫生资源配置究竟应该采取什么样的方式,是市场配置还是政府配置,或者是混合配置;不同的医疗卫生机构的配置方式是否应该一致;怎样配置才是公平合理的;城乡医疗卫生资源存在差距是否意味着不公平;医疗卫生资源配置的目标究竟应该是什么。

医疗卫生资源的配置是医疗保障体系建设的核心,公平合理地配置医疗卫生资源关乎广大居民的健康,也直接影响医疗保障水平。而医疗保障作为一个世界性难题,目前还没有一个国家很好地解决医疗卫生资源配置问题,英国"按需求"分配的医疗卫生资源至今饱受争议,美国"市场化"的医疗卫生资源配置让居民苦不堪言,而中国国情省情复杂,因而在配置辽宁省医疗卫生资源时没有一个现成版本可以作为参考,因而公平合理地配置医疗卫生资源也是个难题!

8.1.1 医疗卫生资源配置的方式

医疗卫生资源配置的方式主要有两种,一是市场配置,二是政府配置。从目前我国医疗卫生资源的现状看,"看病难、看病贵"已经充分说明了将医疗卫生资源这个带有保障性的特殊"商品"推向市场,由市场完成其配置并实现公平和合理性是不可能的,因为市场遵循的配置规律和法则是以效益或利润最大化为首要原则,在这一原则下的配置必然淘汰的是那些无支付能力的群体。从社会保障健康公平、资源共享的角度看,这截然是相悖的,显失公平和不合理就成为必然。因而《国家基本公共服务体系"十二五"规划》明确提出把基本医疗卫生服务作为"公共产品"向全体社会成员提供,政府作为"公共产品"的主要供给者和监管者,在医疗卫生资源配置中必须承担和发挥其主责作用,这不仅是政府执政为民理念体现的需要,更是检验政府改善民生,维护社会公平、正义,实现健康公平的实证之举。辽宁省医疗卫生资源的系统仿真实验结果显示,政府投入的增加对不同医疗机构产生的影响是不同的,因而笔者认为改变辽宁医疗卫生资源配置的不公平和不合理势在必行。政府在构建和谐社会、实现社会公正与健康公平中,应建立一个合理的、符合辽宁经济社会发展和保障公平的分配框架。医疗卫生资源的配置,应按照"城乡统筹、资源成果共享"的方针,立足于近期和中长期的目标,有区别、有重点、有目标、分阶段加以组织实施,并在实施中将政府主导与市场为辅的配置方式有机结合起来,以达到让辽宁居民不仅公平地拥有医疗卫生资源而且能够合理地利用资源,进而实现提高居民的健康水平、促进健康公平的目的。

所谓有区别,不仅仅是城乡区别、一类二类地区的区别,而且更重要的是同一地区不同医疗机构在医疗卫生资源配置上也要有区别,比如城市医院与社区卫生机构同为城市医疗卫生机构,两者之间却有着巨大差异。城市医院不仅由于历史的原因积淀了大量的医疗卫生资源,而且在市场配置的导轨下,其资源又实现了"锦上添花",迅速的规模扩张和资源膨胀使城市医院对医疗卫生资源实现了从质到量的垄断,而与其同一屋檐下的社区卫生机构则未尝到城市医院宠儿般的呵护。它们的生存与发展步履艰难,如果我们在资源配置时不加以区分的话,那么导致的结果只能是富者越富、贫者越贫,而这种"贫富"差距的拉大不仅使"看病难"的现象更加突出,而且给患者加大了就医的机会成本和费用成本,健康公平大大打了折扣。

所谓有重点,就是在健康公平的原则下把有限的财力和资源投到居民健康最需要的地方去,县医院、社区卫生机构和乡镇卫生院与城市医院的医疗卫生资源从质和量上说有天壤之别,在医疗卫生市场竞争中处于劣势。按照市场和传统的资源配置的模式,这些机构基本没有竞争力,而在现实生活中这些机构又是解决城乡居民常见病、多发病的重要阵地,是保障居民健康的第一道屏障,没有这些医疗卫生机构,居民就医的可及性不仅无法实现,而且会给城市医院带来人满为患的灾难。因此在配置医疗卫生资源时,政府应从满足居民健康服务可及性和提高医疗卫生资源利用率及健康公平的根本需要出发,把有限的财力和资源投向资源贫困和最需要的基层医疗机构。从仿真实验结果可以看出,社区卫生机构和乡镇卫生院对财政投入依赖程度相当大,县医院次之,增加对这些机构的财政投入和资源配置,使其医疗卫生资源配置满足城乡居民的基本医疗服务需求是破解当前医疗难题的关键。政府投入是这些医疗机构赖以生存和可持续发展的关键,相信在政策的引导与扶持下,基层医疗机构的资源状况会得到明显的改变,居民基本医疗卫生服务的需求也会随之得到满足和提高。

所谓有目标,就是政府在推进社会公平、健康公平的进程中,应按照近期和中长期两个目标阶段来合理配置资源,近期应本着"广覆盖、保基本"的方针,为城乡居民提供"人人享有的基本医疗卫生服务";中长期应朝着"覆盖全面、水平适度、多层次体系、可持续发展"的目标,以不断增进全省居民的福利水平。

8.1.2　医疗卫生资源配置的差距

城乡之间、区域之间以及人与人之间医疗卫生资源的差距是客观存在的事实,这种差距是客观的、必然的,也是绝对的,即便是世界上公认医疗卫生资源配置好的发达国家或福利型国家也是存在这种差距的。怎样去看待这种差距? 笔者认为,正视差距和承认差距是改变和缩小差距的前提。辽宁城乡之间、市与市之间不仅在医疗卫生资源配置方面存在差距,而且在经济发展水平、居民消费水平、居民受教育程度等方面均存在差异,这是受多种因素制约而形成的社会现状,学会尊重历史是创造历史的开始。从"人人享有健康"的视角看,每个人的生存权是均等的,而保障"生存权利"最直接的体现是"健康的权利",医疗卫生资源刚好是人们获得健康的基础条件,因而有理由认为城乡之间医疗卫生资源不应存在差异。但我们也必须看到,历史的原因使城市医疗机构拥有了大量的医疗卫生资源,即使现在将全部的财政投入投到农村医疗卫生机构,农村的医疗卫生资源也不可能达到城市医疗卫生资源的状况。况且,医疗卫生资源投入的增加不见得能提高分配的公平性。许多文献显示,医疗卫生资源投入与公平性的提高之间不存在必然的联系,而且城乡间医疗卫生资源配置均等也未必就意味着公平,因为绝对的公平反而是不公平的。如果忽略了城乡居民对医疗卫生服务需求的差异,忽略了城乡居民的消费水平的差异,忽略了城乡居民对健康意识的差异去配置医疗卫生资源,其结果肯定是不公平的。由于城市居民的消费能力、健康意识和医疗卫生服务需求明显高于农村居民,因而在医疗卫生资源配置上必须与农村居民相区别,否则必然不能满足城市居民对医疗卫生资源的需求,相反,农村则可能因医疗卫生资源供给过剩、消费需求不足而造成资源的浪费,从这个意义上说这种配置也是不合理的或不公平的。再有,因城市工业化进程的加快和经济发展的需要,大量的农民工涌入城市,从事着与产业工人同样的工作,这一特殊的群体是人们日常称之为的"农民工"。他们虽然身份是农民,但生活在城市,而当这部分流动人口生病时,就诊的医疗机构仍旧是城市医院,2011 年《辽宁省统计年鉴》数据显示,城乡人口比重为1.64∶1,因而说城乡医疗卫生资源的差距是历史的必然,也是现实的必然。承认城乡差距,并不意味着放任差距的扩大,医疗卫生资源保障是居民健康公平的支撑性要素资源,因而城乡之间、区域之间医疗卫生资源配置应在缩小差距的原则下,通过渐进性的公平配置逐步满足不同层级居民对医疗卫生资源的可及性,进而增进健康水平。

8.2   辽宁省医疗卫生资源优化配置的政策建议

8.2.1   政府加大政府医疗卫生投入

我国目前"看病难、看病贵"的医疗现状,主要是政府医疗卫生主责上的弱化和对市场调控失灵的结果。从中国与部分国家政府卫生支出对比情况分析可见,尽管这些年国家的医疗卫生支出有了较大幅度的增加,卫生总费用占 GDP 比重增加了一倍多,但还远远低于发达国家。从辽宁省的现状看,"十一五"以来,辽宁经济发展驶入快车道,持续、稳定、快速的经济增长使辽宁经济总量跃升为全国第七位,地区生产总值实现年均增长 14%,比"十五"期间提高了一倍;地方财政一般预算收入年均增长 24.3%,是"十五"期间的三倍;城镇居民人均可支配收入年均实际增长 11.4%;农民人均纯收入年均实际增长 9.3%,城乡居民收入增幅均超过全国平均水平。这一连串的数据显示,辽宁已成为整体经济实力提升最快的卫星省。

然而与快速增长的经济相比,政府用于保障民生健康医疗卫生的投入是相形见绌的。"十一五"期间政府医疗卫生投入的总量虽有增加,但投入的比值远远低于同期辽宁经济发展的速度,也低于全国的平均水平。通常情况下,经济的高速增长必然带来福利改善与提高,如果经济实现高速度增长,而事关民生健康福祉的医疗保障不能同步得到改善和提高,老百姓没有从经济增长中看到或得到预期的福祉收益目标,那么必然会引发利益的冲突和社会矛盾的激化,而这些将对经济可持续发展和社会和谐构成威胁。基于这样的一个思考,笔者建议政府应从满足居民健康需要、消除社会矛盾、增强社会发展后劲的根本利益出发,增加医疗卫生的财政投入,而且应随着 GDP 的增长而增长,并应持续不断地超常规地加大投入,要把对社会保障的投入作为衡量财政公共性的核心指标。

8.2.1.1　加大对基层医疗卫生机构的财政投入,扩大基层医疗卫生资源总量

政府对医疗机构的投入可以分为直接投入和间接投入两种。一种是直接投入,政府将财政补助收入直接投入医疗卫生机构,直接增加其收入;另外一种是间接投入,如减免医疗机构税收、提高居民报销比例等方式,间接增加医疗机构的收入。辽宁省医疗卫生资源优化配置,政府在加大医疗卫生投入时应直接投入和间接投入并举。一方面将财政补助收入直接投入医疗卫生机构;另一方面补偿需方,需求者拥有更多实用医疗卫生资源的权利,通过他们的就医选择利用市场手段间接优化医疗卫生资源配置。

当前中国正在进行取消医疗机构"药品收入"的破冰之旅,药品收入占医疗机构收入的比重为 40%～50%,取消的药品收入是否应该全部由政府买单? 笔者认为,不同的医疗机构应采用不同的政府投入方式。在政府加大需方投入的前提下,城市医疗机构的收入应该通过适当提高医疗服务价格来弥补,政府的直接投入保持不变,通过市场竞争完成城市优质医疗卫生资源的配置。基层医疗卫生机构,即县医院、社区卫生机构和乡镇卫生院由于本身的医疗卫生资源就贫乏,在市场竞争中处于劣势,通过提高医疗卫生服务价格来增加收入是不现实的,也就是说通过市场完成医疗资源配置是不可行的。因而对于基层医疗卫生资源配置,政府应加大直接投入力度,通过直接投入弥补其收入的减少,进而增大政府卫生投入在基础医

疗卫生机构收入中所占的比重,使基层医疗卫生机构更多地体现出其公益性。在基层医疗卫生服务机构中,2020年辽宁省政府应该重点加强社区卫生机构和乡镇卫生院的人、财、物的投入比重,完成基本医疗卫生资源的配置,满足城乡居民的日常就医需求。

8.2.1.2　提高居民的保障水平,增加居民对医疗卫生资源的可及性

前些年我们经常可以听到社会上流传的顺口溜叫"小病忍,大病挨,重病才往医院抬"。这些流传在百姓中的顺口溜一方面表达了居民因无钱看病或看不起病而返贫的无奈与辛酸;另一方面也反映出居民利用和使用医疗卫生资源能力的不足以及医疗卫生资源配置的不可及性给农村居民和城市贫困群体所造成的困苦。2006年以来随着城镇医保扩面和农村新农合参合率的迅速提升,特别是居民报销比提高、居民自付比降低之后,城乡居民"看病难"的问题开始好转。2009年新医改方案出台后,辽宁已投入334亿元,其重点解决了150万困难企业退休人员的医保问题,同时对新农合政府补助标准提高到每人每年200元,城镇居民和新农合的住院费用报销比例都达到了70%。政府已经在努力增加居民对医疗卫生资源的可及性,尤其是弱势群体,但与居民对医疗卫生资源的需求还有一定距离,未来应加快医改的步伐,从人的生存权和健康公平权出发进一步提高辽宁居民医疗保障水平和医疗卫生资源的可及性。让辽宁人民从"看病难、看病贵"的困顿中解脱出来,让城乡居民"病有所医",让所有的贫困群体不再因病而雪上加霜,要在推进医改深入发展中把医疗卫生资源配置的可及性作为重中之重,在继续加大医疗资源投入的同时,要充分考虑城乡居民不同层面人群的医疗卫生服务需求和对医疗卫生资源利用的能力,尤其是困难群体。由于支付能力弱、保障水平低,他们的健康状况更加不容乐观,而他们对医疗卫生服务的需求相对于其他人群会更高、更迫切。以需求和健康公平的视角,提高这部分人的医疗保障水平和增加医疗卫生资源的可及性,这不仅是促进健康公平的需要,更是落实"以人为本"科学发展观、促进和构建和谐社会的需要。

8.2.2　增加基层医疗机构的固定资产投入比例

这些年在医疗卫生投入上,无论是业内人士、学者还是平民百姓,大家都有一个共同的感觉,就是政府财政投入不足,由政府财政投入不足和医疗卫生资源分配

不合理而引发的健康不公平乃至制约社会的和谐和可持续发展,越来越被人们所意识到。从国家层面看,我国的医疗卫生投入总费用不仅低于发达国家、发展中国家,甚至低于一些欠发达的国家。从辽宁区域层面上看,辽宁财政卫生投入总费用不仅低于东部沿海发达省份,而且低于中西部的一些地区。正因为如此,辽宁居民对医疗保障的满意度和幸福指数给分不高,这种健康安全满意度不高的背后,是居民认为经济的发展没有使医疗卫生投入增多,或者说增幅不大,更多的人认为这是政府在医疗卫生领域的责任弱化和缺失造成的。

怎样投入才能满足日益增长的医疗卫生服务需求?这既是一个理论问题,也是一个实践问题。笔者认为,从共享的角度看,经济发展了我们应该而且也必须相应增加对居民健康医疗卫生资源的扩张与投入。一个社会,保障民生的公共产品的适度扩张和投入是其经济成果的最好体现和归宿。让社会的全体成员病有所医、老有所养,这不仅是民之愿、国之责,更是推动社会和谐、可持续发展的动力源。如果一个社会在经济增长的情况下,仍然没有增加对民生公共产品的投入,那么不仅是不公平的,而且是不明智的。国内外许多成功的例子表明,民生公共产品的增加,不仅有助于经济的可持续发展,更有助于提高社会成员的满意度,减少社会矛盾,促进社会和谐,所以政府应该强化对保障民生健康的医疗卫生资源的投入责任。从关注社会全体成员健康利益的大局出发,加大财政卫生投入,改变投入不足和保障水平低的现状是提高和改善居民健康水平的根本。

政府应增加医疗卫生资源的投入这是人们普遍认同的观点,但关于如何增加固定资产却莫衷一是。有学者认为所有的医疗机构应该全部国有化,尤其是基层医疗卫生机构,政府应该出资将原来集体或民营的医疗卫生机构全部买下,这样方能体现其公益性。笔者认为,无论固定资产的所有者是谁,只要能更好地为居民健康服务,就达到了目的。从辽宁省的医疗卫生资源配置的现状看,很多乡镇卫生院归个人或集体所有,如果政府将其收归国有,成本是巨大的,另外对于提高资源的使用效率也未必起到积极作用,国家和私人合营,有利于提高医疗卫生资源的使用效率,增进基层医疗卫生资源的经济效益,对于满足居民医疗卫生服务需求是有利的。

对于基层医疗卫生机构的固定资产政府应该加大投入成本,同时从宏观政策上引导基层医疗机构增加固定资产的投资比例。在城市表现为构建覆盖城市居民的社区卫生机构,并增设社区卫生机构常用医疗设备,如常规生化试验仪器等;在农村表现为乡镇卫生院投入包括房屋建筑的改扩建、常规生化仪器的购置等,加快标准化卫生室的建设;近年来省政府对县级医院的投入已经逐步加大,县医院的固定资产增速已经超过了城市医院,未来对于县医院的固定资产投入仍应保持继续增加的态势,在房屋建筑物、医疗专用设备方面进一步加大投入力度,满足农村居民的就医需求,使大病医治不出县成为可能。

8.2.3 增加基层医疗机构的医疗卫生人力资源投入比例

医疗卫生人力资源是医疗卫生资源配置的重点,也是事关发展的决定资源。基层医疗卫生人力资源素质如何,不仅直接关系到越来越多的先进医疗设备能否充分发挥其功能作用,更直接影响医疗卫生服务质量和可持续发展的后劲。因此医疗卫生人力资源的配置是医疗卫生资源整体配置成功的决定因素。注重医疗卫生人力资源的特殊性,加强医疗卫生人才队伍建设,提高医疗卫生人力资源的质与量,应该摆在优先发展的地位。

从资源本质的特性和历史发展的现状看,城市医院汇集了大量优质医疗卫生人力资源,而基层社区医疗卫生机构,尤其是乡镇卫生院更是相对缺乏。2011 年辽宁省村医的调查报告显示,村医学历本科占 0.31%,大专占 5.84%,中专占 75.53%,无学历占 18.32%;且 57 岁以上的村医占 80%。这说明农村的医疗卫生人力资源水平极低;57 岁以上的村医占 80% 以上说明村医的年龄结构严重不合理,很难承担保障农村居民的健康职责。提高农村居民的健康水平,首先是提升农村基层卫生人员的学历水平和结构水平。而提高村医学历水平的最有效办法之一,就是政策扶持,鼓励、选派一些有培养价值的人员到院校、城市中心医院进行定向培养和实习,以提高其自身学历水平和医疗技能。其次是鼓励应届和往届高等医学院校的毕业生到社区和农村乡镇卫生院任职。仅以 2010 年为例,2010 年全省高等医学院校研究生毕业总数为 2844 人,本科毕业生为 9640 人,专科毕业生为 1721 人,高职毕业生为 374 人。如果其中有相当一部分毕业生能够充实到乡村卫生院(所),那么只要坚持几年,社区、农村乡镇卫生院的卫技人员素质就会有根本性的改变。再次,对分配到乡镇卫生院的大中专毕业生在政策上要给予一定的优惠。例如,提供和创造深造的机会、提职晋级、确保工资保险待遇等,要通过政策引导和扶持,逐步充实和调整乡镇卫生院的结构,进而改变农村基层卫生院人员低学历、低技能、低服务的状态,确保农村居民健康服务有质的提高与飞跃。

8.2.4　加快构建医疗信息化平台,实现远程会诊常态化

医疗卫生资源作为"公共产品"理应成为社会全体成员共享的成果,随着科技的发展和信息网络化的建立与普及,构建医疗信息化平台,实现远程会诊已由梦想变成现实。医疗卫生信息化平台是连接各医疗卫生机构的基本业务信息系统的数据交换和共享平台,是让区域内各信息化系统之间进行有效的信息整合的基础和载体,是多元化子系统整合的一个综合业务平台。当前辽宁省各医疗卫生机构的信息平台还没有系统搭建,各大医院的信息资源还没有整合开发,还处于一种各自为政、自足开发的信息孤岛的状态。第一,加快构建全省医疗卫生信息化平台,建立区域医疗卫生信息数据中心和全民健康档案系统,实行"一卡通"制度,已成为推进医疗资源优化整合、开发利用和提高全省居民健康保障的重要目标。实现这一目标,首先可以解决患者在各级医疗卫生机构就医的问题,进而促进患者分流,解决大医院人满为患、撑得过饱,小医院门庭冷落"吃不饱"的问题。第二,通过构建医疗信息平台,实现城市中心医院的医疗卫生资源高效利用,破解目前医疗卫生资源配置不均带来的苦乐不均的难题,将城市医院的优质资源与基层医疗卫生机构共享,进而提高基层医疗卫生机构服务的能力和水平。第三,医疗卫生信息化平台是解决基层医疗卫生人力资源匮乏的最佳捷径,通过远程会诊等手段,可以在一定程度上缓解基层医疗卫生机构人才短缺与水平不高的状况,将优质卫生资源利用共享,也进一步提高了居民对基层医疗卫生机构的信任度。第四,医疗卫生信息化平台节约了社会医疗成本,通过平台各级医疗卫生机构的诊疗结果一目了然,重复的化验、检查省去了,患者不仅节省了医治的成本,也降低了医治的时间成本,增加了社会总效益,对于合理配置医疗卫生资源是有利的。第五,运用信息化平台有利于政府对基层医疗卫生机构的服务质量进行监督。政府购买服务后,需要对提供服务的供给方进行监管与约束,医疗信息化平台是监督的重要媒介,通过这个平台,政府可以观测到基层医疗卫生机构服务的人次、诊疗的效果、医疗卫生资源利用的效率等,因而加快构建医疗信息化平台是解决一类、二类地区医疗卫生资源质量差异的重要途径,也是短期内快速缩小城乡医疗卫生资源差距的有效手段。

通过优化实验我们也可看出,增加远程会诊对基层医疗卫生资源的增加是有利的。目前辽宁省医疗卫生信息化平台还不健全,远程会诊的次数和频率还较低。随着医疗信息化平台建设的加快,未来远程会诊将变为常态化,城市医疗卫生资源的利用率将会有很大提高,这些对满足辽宁城乡居民对医疗卫生服务的需求是非常有利的。

8.2.5　引入社会资本参与医疗卫生资源配置

经过 20 多年的医疗卫生改革,原有的国有公字号医院一统天下的格局已经破冰,随着混合经济和多种经济成分的进入,医疗卫生市场面临了许多新的问题。第一,严格的准入制度阻碍了民间资本和外资投入进入医疗卫生领域。我国公立医院医疗卫生资源占 80% 以上,具有独家垄断的市场特征。由于医疗服务涉及人的生命,出于对医疗服务的安全性和质量负责的要求,政府对医疗服务执业资格、医疗机构设置标准都有严格的管束要求。国家对医生、药剂师和护士等执业资格也有严格的法律规定,对于医疗机构设置有严格的审批程序。改革开放以后,政府虽不断放松管制,下放管理权限,鼓励社会各界投资卫生领域,扩大卫生服务,但在具体政策执行中,民间资本和外资投入进入医疗卫生领域,仍然面临许多障碍,还没有真正形成充分的竞争环境。第二,医院的生产要素仍然没有充分流动。经过以"放权"为主的改革后,从"核心公共部门"蜕变成了自主经营的"准公共部门",从政府机构的附属机构正逐步转变为市场竞争的主体,国有公立医院生产要素的分流导致了国有公立医院面临更为严峻的竞争。引入社会资本参加医疗卫生资源的配置,一方面是为促进多种所有制医疗机构的医疗卫生资源的有序竞争,优化城市医疗卫生资源,改善基层医疗卫生服务条件,提高医疗服务水平和质量;另一方面,开放医疗服务市场、引进民间资本,也是政府财政投入的一个重要补充。为了减轻政府的财政负担,为了更好地满足居民多层次卫生服务需求,引进民间和社会资本不失为保障全体居民获得基本医疗卫生服务的有效举措。

发达国家的经验表明,政府通过宏观调控医疗卫生资源,将有限的医疗卫生资源用于成本效果好的干预措施中,采用适宜的调控技术,保障基本医疗服务,可以提高医疗卫生资源的配置效率,获得更高的健康产出。在医疗服务市场开放过程中,处理好国有公立医院与民营医院的关系,通过投资、税收和价格政策,以引导资金和先进设备流向医疗卫生资源短缺的地区,解决城市医院大型医疗设备重复购置造成的配置不合理问题,防止成本驱动型医疗费用上涨的进一步加剧。

此外,在鼓励民营医院和中外合资、合作医疗机构参与医疗卫生资源配置时,要废除社会资本进入医疗卫生领域的歧视性政策,降低投资者的风险,提高监管效果。对所有社会资本实行统一"国民待遇",鼓励民营资本和中外合资、合作医疗机构参与医疗服务市场竞争,并给予税收优惠政策,在市场准入、医疗保险、职称评定、科研课题招标、成果评定等方面给予与国有公立医院相同的待遇。

目前,国家在初级卫生保健的低端市场以及专科医院和综合医院等高端市场均有明确的开放政策,已经消除了社会资本投资卫生的政策障碍。但是,鉴于卫生服务市场具有成本推动型费用膨胀的现时危险,辽宁省城市医疗卫生资源相对于居民的支付能力已经过剩,因此,在开放医疗服务市场时,应该明确投资的重点是对现有医疗机构的改组和改制,而不是大量建设新的医院。政府应制定鼓励社会资本投资于现有机构的改革,正确规导社会资本的投资方向。

8.2.6　加快城乡居民医疗保障一体化建设

加快城乡居民医疗保障一体化建设是促进城乡居民健康公平的保障,二元经济社会的户籍制度将医疗保障系统分为城镇居民医保和新农合,这两种制度在筹资标准、给付比例、报销方式等方面存在着差异,也造成了城乡居民使用医疗卫生资源的严重差异,显失社会公平,也违背了健康公平的基本原则。因而在推进工业化和城市化进程中,构建城乡居民医疗保障一体化制度势在必行。

国务院于 2009 年 4 月颁布了《关于深化医疗卫生体制改革的意见》(简称新医改方案),提出到 2020 年建立覆盖城乡居民的基本医疗卫生制度和比较健全的医疗保障体系。新医改已经明确把基本医疗卫生制度定性为公共产品,基本医疗保障制度作为一种公共产品,其首要目的是向全体国民提供均等的公共资源和公共服务,满足居民生命和健康权的需要,从而促进社会公平和正义。也就是说,基本医疗保障制度的发展方向是要在城乡统筹的基础上实现筹资、管理、支付、服务和环境方面的逐渐均衡和化异趋同,最终达到一体化。

第一,各级财政对居民补贴要到位。加快各险种制度上的对接,允许居民有自由选择权,如农民工可以选择新农合,也可以选择职工基本医疗保险,由于已有的制度惯性依然存在制约作用,比如农民选择新农合有政府的财政补贴,选择职工基本医疗保险就没有。这种方式实际上是通过把补贴给予不同的体系来确定参保对象,而不是把补贴给予参保人个体。笔者认为,对农民和城市无业居民的补贴应该给人,而不是各自的保险体系。无论是农民还是城市无业居民,无论选择哪种类型的基本医疗保障制度,都应获得相应的财政补贴,要确保补贴跟着人走,而不是跟着制度走。第二,推进新型农村合作医疗与城镇居民医疗保险的衔接与整合。从辽宁省的医疗保障体系来看,新农合与城镇居民医保在筹资水平和偿付比例上最为接近,有些项目甚至相同,而且农民和城镇无业居民从总体上都属于社会低收入群体,推进两种制度的衔接有着天然的弥合优势。同时,辽宁省作为城乡一体化发展进程较快、财政实力较强、人口流动较大、卫生服务体系比较完备的省份,推进两种制度的整合,条件较为成熟。从国家层面上来讲,这两种制度的衔接与整合也已提升议事日程。如在 2008 年全国新农合工作会议上,确定了实施新农合与城镇居民医保相衔接的思想框架,并在全国 10 个城市开展了试点工作。第三,明确基本医疗保障制度中"基本"的内涵。从字面意义看,基本就是最基础的意思,那么基本医疗保障就是一种最为基础的医疗保障,它是人们卫生健康权益得以保障的"兜底"工具。既然是"兜底"工具,就要满足人民群众最基本的医疗保障需求,让老百姓不再为生病没钱治疗而发愁。也就是说,这种最低的享受标准是消除人们后顾之忧的最后防线。

8.2.7　完善医疗救助体系,提高贫困群体对医疗卫生资源的使用能力

从社会保障的角度看,社会救助是构建社会主义和谐社会的"安全阀",作为一种确保居民生活安全和社会稳定发展的制度,它对于解决贫困群体的基本生活问题至关重要,对经济社会的和谐稳定、持续发展同样具有十分重要的意义。对弱势群体实施有效的社会救助不仅是一种人道义举,而且也会成为社会秩序的"稳定器"、经济运行的"减震器"、社会公正的"调节器"。一部分低收入人群成为社会的贫困群体,他们当中一些"贫病交加"和"因病致贫"的群体无力支付必要的医疗费用,从而失去了使用医疗卫生资源的权利,进而导致健康水平的下降,这已成为社会矛盾的焦点和医疗卫生服务保障亟待解决的重中之重的问题。这些群体是医疗救助和社会救助政策的重点帮扶对象。在构建和谐社会进程中,作为体现国家责

任的医疗救助体系,是帮助贫困群体有尊严、无差别平等享受最基本保护的"安全网"。因而,政府应当承担主责,主导和实施对贫困群体的医疗救助,通过颁布和制定医疗救助相关法规和政策,加快完善医疗救助体系,提高救助对象经相关基本医疗保障制度补偿后需自付的基本医疗费用的比例,提高贫困群体对医疗卫生资源的使用能力,使医疗卫生资源配置真正公平合理。

附　　录

附录1　辽宁省医疗保障公众满意度问卷

个人信息

您的性别：

1. 男　2. 女

婚姻状况：

1. 未婚　2. 已婚

您的受教育程度：

1. 小学及以下　2. 初中　3. 高中、中专　4. 大学专科　5. 大学本科　6. 硕士研究生及以上

您的职业：

1. 企业职工　2. 政府机关工作人员　3. 事业单位工作人员　4. 个体经营者
5. 自由职业者　6. 学生　7. 离退休人员　8. 农民　9. 无业人员　10. 失业人员

您参加过哪些社会保障项目：

1. 养老保险　2. 医疗保险　3. 失业保险　4. 生育保险　5. 工伤保险　6. 社会救助　7. 社会福利　8. 其他（请说明）

您的月收入是：

个人月收入：1. 无　2. 1000 元及以下　3. 1001～2000 元　4. 2001～3000 元
5. 3001～5000 元　6. 5001～8000 元　7. 8001 元及以上　8. 拒绝透露

您所在地区：

1. 沈阳　2. 大连　3. 鞍山　4. 抚顺　5. 本溪　6. 丹东　7. 锦州　8. 营口
9. 阜新　10. 辽阳　11. 铁岭　12. 朝阳　13. 盘锦　14. 葫芦岛

下面是几个有关社会保障的说法,如果你认为正确就答"是",不正确就答"否"。

(Q1)参加医保的人,医疗费用全部报销(1.是　2.否)

(Q2)因大病致贫,可以向民政部门申请低保(1.是　2.否)

(Q3)妻子休产假时,丈夫也有护理假(1.是　2.否)

(Q4)低保由劳动部门负责(1.是　2.否)

下面是一些打分题,如果你完全否定就打1分,完全肯定就打10分,分数越高表示越赞同(1 2 3 4 5 6 7 8 9 10)。

(Q5)参加医疗保险对自己的未来是有好处的,请打分

(Q6)低保、医疗救助等社会救助对老百姓是有好处的,请打分

(Q7)办理医保等社会保障的部门是值得信赖的,请打分

(Q8)您对参加医保的需求程度,请打分

(Q9)目前医保的报销比例合理,请打分(0代表不知道)

(Q10)通过电话、互联网,很容易查到自己的医保个人账户信息(分数越高越容易),请打分(0代表不知道)

(Q11)您到医疗保障相关部门设置的办事网点方便(分数越高越方便),请打分(0代表不知道)

(Q12)您觉得医疗保障办事手续简单(分数越高越简单),请打分(0代表不知道)

(Q13)您给当地的医疗保障工作人员的办事效率打几分?(0代表不知道)

(Q14)您给当地的医疗保障工作人员的服务态度打几分?(0代表不知道)

(Q15)您给当地的医疗保障工作人员的专业水平打几分?(0代表不知道)

(Q16)您给当地的医疗保障覆盖面打几分?(0代表不知道)

(Q17)总体上,您给当地的社会保障服务打几分?(0代表不知道)

(Q18)和理想中的医疗保障相比较,您给当地的社会保障服务打几分?(0代表不知道)

(Q19)医疗保障工作人员能够和蔼、热情、礼貌地对待每个接受服务的人(1完全否定　10完全肯定　分数越高表示越赞同),请打分(0代表不知道)

(Q20)医疗保障工作人员为每个前来办事的人提供服务的过程和程序相同,

没有亲疏远近之分,请打分(0代表不知道)

(Q21)相同条件的人都能得到同等的医疗服务,请打分(0代表不知道)

(Q22)您有过因为对医疗部门提供的服务不满意而要投诉的想法(1代表"经常有",10代表"从来没有"),请打分

(Q23)您有过因为对医疗部门提供的服务不满意而对熟人抱怨的经历(1代表"经常有",10代表"从来没有"),请打分

(Q24)您有过因为医疗部门提供的服务不满意而对陌生人抱怨的经历(1代表"经常有",10代表"从来没有"),请打分

下面两道题问的是您对社会保障的其他看法。

(Q25)您认为目前辽宁省的医疗保障存在哪些突出的问题?(请选择)

1.报销手续复杂　2.社区干部素质低下　3.医疗保障水平低　4.个人缴纳比例高

附录2　居民医疗卫生状况调查问卷

一、自然情况

B101 您的年龄　□

B102 您的性别

1. 男□　2. 女□

B103 您的家庭人口

1. 单身□　2. 两口人□　3. 三口人□　4. 四口人□　5. 五人及以上□

B104 您的最后学历

1. 没读完小学□　2. 小学□　3. 初中□　4. 高中□　5. 专科□　6. 大学本科□　7. 研究生□

B105 您的工作性质

1. 从来没工作过□　2. 创业　3. 已退休离休□　4. 个体户□　5. 私营企业□　6. 乡村务农□　7. 乡镇企业□　8. 事业单位□　9. 国有企业□　10. 其他□

二、收入与消费

B201 您家庭的年收入是多少元

1. 1000 元及以下□　2. 1001～2000 元□　3. 2001～4000 元□　4. 4001～6000 元□　5. 6001～10000 元□　6. 10001～20000 元□　7. 20001～400000 元□　8. 40001～60000 元□　9. 60001 元及以上□

B202 您家庭收入来源是什么

1. 工资收入□　2 个体经营收入□　3. 农业收入□　4. 养殖收入□　5. 打零工收入□　6. 子女供养□　7. 财产收入□　8. 其他收入□

B203 您家庭的储蓄有多少元

1. 没有储蓄□　2. 2000 元及以下□　3. 2001～4000 元□　4. 4001～6000 元□　5. 6001～10000 元□　6. 10001～20000 元□　7. 20001～400000 元□　8. 40001～60000 元□　9. 60000 以上元□

B204 您家庭的消费支出是元

1. 没有储蓄□　2. 2000 元及以下□　3. 2001～4000 元□　4. 4001～6000 元□　5. 6001～10000 元□　6. 10001～20000 元□　7. 20001～400000 元□　8. 40001～60000 元□　9. 60001 元及以上□

三、健康状况与医疗保障

B301 您对自身健康状况的感觉是

1. 很好□　2. 较好□　3. 一般□　4. 较差□　5. 很差□

B302 您家庭成员的健康状况是

1. 很好□　2. 较好□　3. 一般□　4. 较差□　5. 很差□

B303 您是否参加了医疗保险,参加了何种医疗保险

1. 城市职工医疗保险□　2. 城市居民医疗保险□　3 新农村合作医疗保险□　4. 补充医疗保险□　5. 商业医疗保险□　6. 工伤险□　7. 没有参加任何保险□

B304 您的家人是否参加了医疗保险,参加了何种保险

1. 城市职工医疗保险□　2. 城市居民医疗保险□　3 新农村合作医疗保

险□ 4. 补充医疗保险□ 5. 商业医疗保险□ 6. 工伤险□ 7. 没有参加任何保险□

B305 您参加医疗保险每年交多少费用

1. 20 元□ 2. 21～50 元□ 3. 51～100 元□ 4. 101～200 元□ 5. 201～300 元□ 6. 301～300元□ 7. 500 元以上□ 8. 没有任何费用□

B306 您的家庭成员医疗保险的年缴费是多少

1. 20 元□ 2. 21～50 元□ 3. 51～100 元□ 4. 101～200 元□ 5. 201～300 元□ 6. 301～500 元□ 7. 500 元以上□ 8. 没有任何费用□

B307 您参保后门诊看病是否享受过补偿,补偿金额是多少

1. 没有□ 2. 100 元及以下□ 3. 101～200 元□ 4. 201～300 元□ 5. 301～500 元□ 6. 501～800 元□ 7. 801 元及以上□

B308 您参保后住院是否享受了补偿,补偿了多少

1. 没有□ 2. 500 元及以下□ 3. 501～1000 元□ 4. 1001～2000 元□ 5. 2001～5000 元□ 6. 5001～10000 元□ 7. 10001～30000 元□ 8. 30000～500000 元□ 9. 50001 元及以上□

B309 您家庭成员参保后门诊看病是否享受过补偿,补偿金额是多少

1. 没有□ 2. 100 元及以下□ 3. 101～200 元□ 4. 201～300 元□ 5. 301～500 元□ 6. 501～800 元□ 7. 801 元及以上□

B310 您家庭参保后住院是否享受了补偿,补偿了多少

1. 没有□ 2. 500 元及以下□ 3. 501～1000 元□ 4. 1001～2000 元□ 5. 2001～5000 元□ 6. 5001～10000 元□ 7. 10001～30000 元□ 8. 30001～50000 元□9. 50001 元及以上□

B311 您享受过医疗救助吗,救助金额多少

1. 没有□ 2. 500 元及以下□ 3. 501～1000 元□ 4. 1001～2000 元□ 5. 2001～5000 元□ 6. 5001～10000 元□ 7. 10001 元及以上□

B312 您认为现在的医疗保险

1. 对疾病帮助很大□ 2. 没有太大帮助□ 3. 报销的比例太低□ 4. 起付线过高□ 5. 封顶线过低□ 6. 病种覆盖得太少□ 7. 报销的手续太复杂□

四、对医疗利用的情况

B401 您遇到健康问题通常的处理方式是

处理方式	疾病种类		
	日常不适	慢性病	大病
①拖着			
②在医生处看病买药			
③看医生自己买药			
④自己买药			
⑤自己采取其他方式			
⑥住院治疗			

B402 您如果患病对医疗机构选择的倾向是

选择医疗机构	疾病种类		
	日常不适	慢性病	大病
①个体诊所			
②乡镇卫生院			
③社区医院			
④私立医院			
⑤县医院			
⑥城市医院			

B403 您选择就医考虑的因素通常是

选择医疗机构	方便	服务态度好	医疗费用	有熟人	治疗效果	定点报销
①个体诊所						
②乡镇卫生院						
③社区医院						
④私立医院						
⑤县医院						
⑥城市医院						

五、对医疗服务和医疗保障的预期（按预期的强弱排序）

1. 希望看病方便
2. 希望医疗服务价格下降
3. 希望医疗质量提高
4. 希望保障水平提高
5. 希望普及健康教育

六、您对解决看病难和看病贵的问题还有什么想法和建议？

谢谢您的支持！

后　记

　　完成一部著作一直是我的梦想,当梦想启程时,我便开始了人生中艰难的旅程。书稿即将搁笔之际,心中无数的感慨油然而生,是喜悦,是不舍,是对五年来日日夜夜的追溯。

　　感谢我的爱人和我的女儿,疲惫时爱人为我揉揉肩,女儿为我唱首歌,我觉得很幸福也很亏欠,没有尽到妻子和母亲的责任,感谢他们的理解和支持!

　　特别感谢我的父母,为我照顾年幼的女儿,分担所有的家务,白发虽已增多,疲惫虽然常常相伴,却会在夜深人静时悄悄推开书房门,为我端来一杯热气腾腾的牛奶,又会在清晨为我准备好一份丰盛的早餐,女儿无以回报,唯有努力工作,不辜负你们的教诲和期望!

　　最后,感谢所有关心我的家人、同事和朋友们,祝好人一生平安!

王　伶

2021 年 5 月

图书在版编目（CIP）数据

基于健康公平的医疗卫生资源配置研究：以辽宁省
为例 / 王伶著. —杭州：浙江大学出版社，2021.7
ISBN 978-7-308-20819-2

Ⅰ. ①基… Ⅱ. ①王… Ⅲ. ①医疗卫生服务－资源配
置－研究－辽宁 Ⅳ. ①R199.2

中国版本图书馆 CIP 数据核字（2020）第 233790 号

基于健康公平的医疗卫生资源配置研究——以辽宁省为例

王　伶　著

策划编辑	吴伟伟	
责任编辑	马一萍	
责任校对	陈逸行	
封面设计	雷建军	
出版发行	浙江大学出版社	
	（杭州市天目山路 148 号　邮政编码 310007）	
	（网址：http://www.zjupress.com）	
排　　版	杭州好友排版工作室	
印　　刷	广东虎彩云印刷有限公司绍兴分公司	
开　　本	710mm×1000mm　1/16	
印　　张	10.25	
字　　数	213 千	
版 印 次	2021 年 7 月第 1 版　2021 年 7 月第 1 次印刷	
书　　号	ISBN 978-7-308-20819-2	
定　　价	58.00 元